beck **I**sche
reihe

W0191143

b

Dick wird man meistens nicht vom vielen Essen, sondern von Diäten. Wer Diät hält, folgt irgendeinem Programm, das sich irgendjemand ausgedacht hat. Die eigenen Bedürfnisse, die Signale des Körpers werden dabei überhört. Wer Gewichtsprobleme bewältigen will, sollte umdenken und sich auf die eigene Lebensweise konzentrieren. Die erfahrene Therapeutin Julia Onken zeigt, wie Frauen lernen können, den eigenen Körper anzunehmen, auf sich selbst zu achten und den persönlichen Erfahrungen zu vertrauen, mit dem Ziel, wieder ins – innere und äußere – Gleichgewicht zu kommen.

Julia Onken, diplomierte Psychologin, Psychotherapeutin, Leiterin des Frauenseminars Bodensee, Dozentin in der Erwachsenenbildung und – last but not least – Erfolgsautorin. Von ihr erschienen bei C.H.Beck: *Feuerzeichenfrau* (bsr 352); *Geliehenes Glück* (bsr 455); *Vatermänner* (bsr 1037); *Wenn du mich wirklich liebst* (bsr 1415); *Altweibersommer* (bsr 1468); *Eigentlich ist alles schief gelaufen* (bsr 1601) sowie *Hilfe, ich bin eine emanzipierte Mutter* (bsr 1710), das sie zusammen mit ihrer Tochter Maja Onken veröffentlichte.

Julia Onken

Zurück ins Gleichgewicht

*Vom Abnehmen und
über das Glück, das
eigene Maß zu finden*

Verlag C. H. Beck

Informationen über Vorträge und Seminare der Autorin:
Frauenseminar Bodensee, EDU QUA
Postfach 226, Bahnhofstraße 4, CH-8590 Romanshorn,
Tel. 0041 (0) 714 11 04 04, Fax 0041 (0) 714 11 04 05
e-mail: sekretariat@julia-onken.ch, www.julia-onken.ch

Originalausgabe

© Verlag C. H. Beck oHG, München 2008
Umschlagabbildung: © plainpicture/A. Klammt
Umschlagentwurf: malsyteufel, willich
Gesetzt im Verlag
Druck und Bindung: Druckerei C. H. Beck, Nördlingen
Printed in Germany
ISBN 978 3 406 57360 6

www.beck.de

Inhalt

I.

In eigener Sache

Darf ich mich vorstellen? Ich heiße Julia Onken, und ich war esssüchtig. Jedenfalls würde ich mich, ginge es um Alkoholabhängigkeit, mit solchen Worten vorstellen. Damit geben «trockene» Alkoholiker einen Teil ihrer Lebensproblematik gleich zu Beginn bei einem Treffen anonymer Alkoholiker preis und weisen darauf hin, dass sie sich ihrer Alkoholsucht bewusst sind und sich intensiv damit auseinandergesetzt haben. Wenn sie so offen aussprechen, dass sie Alkoholiker waren, heißt das im Klartext aber auch: «Ich habe keine Lust, irgendetwas vorzutäuschen oder etwas vertuschen zu wollen, ich will niemandem etwas vormachen und mich besser darstellen, als ich bin. Ich spiele mit offenen Karten. Im Moment unterliege ich zwar dieser Sucht nicht, bin aber ständig achtsam.» Und genau das ist es, was ich in diesem Buch sagen möchte. Denn aufgrund meiner eigenen Situation fühle ich mich nicht nur legitimiert, sondern auch befähigt, zum Thema Übergewicht das Wort zu ergreifen.

Mehr als 40 Jahre lang hielt ich mich an irgendwelche Diäten. Mindestens während der Hälfte meines

Lebens bildete ich mir ein, übergewichtig zu sein, und oft wiesen messbare und belegbare Daten und vor allem optisch wahrnehmbare Tatsachen darauf hin, dass ich deutlich Übergewicht hatte. Ich bin also eine Fachfrau, was Übergewicht und Diäthalten betrifft. Denn es gibt wohl keine Diät, die ich nicht brav befolgt und durchexerziert hätte. Und mit allen diätischen Bemühungen erzielte ich beachtliche Erfolge, die Pfunde purzelten nur so von mir herunter, und ich war überglücklich. Leider hielt das Glück nicht lange an. In dem Moment, wo ich mir eine Verschnaufpause gönnte und das enge Korsett der Verbote lockerte, hefteten sich die verlorenen Pfunde in Windeseile wieder an mich, und zu meinem großen Leidwesen kamen oft noch ein paar zusätzliche dazu. Ebenso erging es mir mit dem Fasten. Ich lebte mehrere Wochen pro Jahr euphorisch mit null Kalorien, schwebte leichtfüßig und schmetterlingsfroh durch den Tag, vom wunderbaren Gefühl getragen, federleicht zu sein, um hinterher, nach Beendigung der Fastenhochform und mit Rückkehr zur «Normalität», wie eine unförmige Kröte auf dem Boden zu stranden. Wenn ich meine Fastenzeiten zusammenrechne, komme ich locker auf ein Jahr ohne Essen. Ich habe erst im Nachhinein begriffen, dass diese Art zu hungern nicht mit Fasten gleichgesetzt werden kann.

Und da ich mich beruflich mit der menschlichen Psyche beschäftige, lag es auf der Hand, alles, was es an diesbezüglicher Fachliteratur gibt, zu lesen. So habe ich mich in unzähligen psychoanalytischen Sitzungen mit sämtlichen Möglichkeiten psychischer Fehlentwicklungen auseinandergesetzt, den Verlauf meiner eigenen frühkindlichen oralen Phase durchforstet und daraufhin durchsucht, ob ich etwa zu früh abgestillt worden bin oder ob im späteren Entwicklungsverlauf etwas schiefgegangen war. Ebenso habe ich die gesamte Frustrations- und Deprivationspalette, die sich in einem Erwachsenenleben einstellen kann, gewissenhaft analysiert, ob die überflüssigen Pfunde auf Essen als Lustersatz oder andere Ersatzbefriedigungen zurückgeführt werden könnten. Ich bin also hart mit mir ins Gericht gegangen, habe mich auch gefragt: Bilde ich mir meine grundsätzliche Zufriedenheit etwa nur ein, verdränge ich erfolgreich Leere, Angst, Frustration? Ach, ich hätte viel darum gegeben, etwas Handfestes ausfindig machen und sagen zu können: Hier sitzt das Übel, jawohl, das ist es. Aber ich fand nichts, keine psychischen Auffälligkeiten, Abnormitäten oder verdächtige Schmauchspuren unverarbeiteter Kindheitserlebnisse, nicht einmal eine unbefriedigende Sexualität.

Ich tappte also über Jahrzehnte im Dunkeln. Und gleichzeitig führte ich einen Kampf gegen das Übergewicht, den ich ständig verlor. Nur wer selbst einmal in diesem hoffnungslosen Gefecht mit sich selbst stand, weiß, was das bedeutet. Das ganze Leben ist vom Thema Übergewicht beherrscht. Lauscht man etwa dem Gezwitscher der Vögel, schießt sofort der gedankliche Miesmacher ins Hirn, ob die gefiederten Kerlchen wohl auch Gewichtsprobleme haben, sich irgendwann nicht mehr in der Luft halten können und dann bleischwer vom Himmel herabklatschen. Und statt sich an den Vogelstimmen zu erfreuen, landet man unverzüglich wieder in der eigenen Misere. Sitzt man im Kino oder vor dem Fernseher, fahndet das auf winzige Übergewichtshinweise geschulte Auge ausschließlich nach verdächtigen weiblichen Fettschichten, und man denkt, sobald man fündig wird: So schlimm wie bei der ist es bei mir aber noch nicht – gelegentlich wird dann auch noch der Partner mit seinem Urteil hinzugezogen, der sich, längst in solchen Fangfragen erfahren, der eigenen Beurteilung gefälligst anzuschließen hat. Oft jedoch erblasst man vor Neid über soviel lässig gemeiner Schlankheit, die unverblümt zur Schau getragen wird. Die Übergewichtsfolter zieht sich durch sämtliche Lebensbereiche, und je mehr man versucht, davon frei zu werden, um so schlimmer wird es, und gelegentlich fühlt es sich so an, als ob die Schlinge um den Hals immer enger würde. Ich gebe es gerne zu, ich habe auch schon daran gedacht, ob nicht mit einem chirurgischen Eingriff dieser unsäglichen Pein endgültig zu entkommen wäre.

Am meisten habe ich im Sommer gelitten, erstens weil mir die Hitze grundsätzlich zusetzt und schon immer – auch in schlanken Zeiten – zugesetzt hat, und zweitens weil Übergewichtige bei 30 Grad im Schatten in der Regel nicht mehr wissen, was sie anziehen können und am besten das Haus nicht mehr verlassen. Während die Schlanken in kurzen Hosen und mit einem winzigen T-Shirt bekleidet Eis lutschend durch die Gegend schlendern, quälen sich Dicke verschämt und schweißgepeinigt in langen Hosen und möglichst weiträumigen Ballonblusen ab, um die schlimmsten Fettzonen zu verhüllen.

An Badebekleidung möchte ich erst gar nicht denken müssen! Als ob sich Modedesigner verschworen hätten, dafür zu sorgen, Übergewichtige von Badestränden grundsätzlich fern zu halten, gibt es keine auch nur etwas ansehnlichen Modelle in größeren Größen, und obwohl sich viele Frauen – schlanke – den Busen operativ mit Silikon vergrößern lassen, um von Körbchengröße B auf D zu kommen, hört die konfektionierte Badebekleidung strikt bei C auf, das heißt, alles was darüber ist, sprengt den Rahmen. Am besten gehen Übergewichtige nur nachts baden. Zudem haben Frauen, was die Mode ab Größe 44 betrifft, ohnehin nichts zu lachen. Die ausgesuchtesten Scheußlichkeiten werden in großen Größen angeboten, vom großmütterlichen Großgeblumten mit monströsen Abnähern an den falschen Stellen bis zu sack- und zeltartigen Überhängen in plastikpink, gurkengrün, pissgelb oder ochsenblutrot, alles in rüder, liebloser Schnittführung und fantasielos zusammengestoppelt, ganz zu schweigen von den absolut ungastlichen, spröden und luftundurchlässigen Materialien. Als ob das noch nicht genug des Verdrusses wäre, setzen einige Modeunternehmen noch eins drauf. Sie wittern das große Geschäft mit den Dicken und kennen sich in deren Psyche bestens aus. Deshalb schlagen sie bei größeren Größen bis zu einem Viertel des Preises auf. Klar, die Kalkulation geht auf, sie riechen den Braten und wissen, wie sich Übergewichtige in den winzigen Umkleidekabinen fühlen, wenn sie versuchen, sich in eine Hose zu zwängen, die hinten und vorne kneift, klemmt und sie wie eine Wursthaut umgibt. Und plötzlich ist dann ein

Kleidungsstück dabei, das sogar passt, und die Dankbarkeit für dieses Himmelsgeschenk kennt sofort keine Grenzen mehr. Heiter und klaglos zahlen die Käuferinnen mit lockerem Handgelenk gerne den überhöhten Preis. Ich weiß nicht, was schwerer zu verkraften ist, die erheblichen Mehrauslagen oder das Gefühl, für dumm verkauft zu werden. Jedes Kind kann selbst im Kopf nachrechnen, dass einige Zentimeter Stoff mehr nicht ein Viertel des Preises ausmachen können.

Mein Leben mit Übergewicht machte mir oft keinen Spaß. Wäre ich nicht mit der Anlage zur Frohnatur ausgestattet, die mir erlaubt, über mich selbst zu lachen, hätte ich wohl irgendwann das Handtuch geworfen. Ich hätte mich einfach in das Unabwendbare gefügt, wäre dabei immer dicker und dicker geworden und läge vielleicht irgendwo auf einem riesigen Bett, weil ich mich nicht mehr auf den Beinen halten und nicht mehr zur Tür hinaus gelangen könnte. Bei Krankheit müsste man mich mit einem Kran über das freigelegte Dach heraushieven und auf einem Lastwagen abtransportieren. Obwohl ich – ganz realistisch gesehen – weit von einer derartigen Möglichkeit entfernt bin, schwebt diese Horrorvorstellung wie ein Damoklesschwert über mir.

Dass ich mich dennoch meines Lebens erfreue, hat vor allem etwas damit zu tun, dass es immer wieder Zeiten gibt, in denen ich mein Problem vergesse, ja, es fällt mir irgendwie aus dem Hirn. Dann ist die Welt plötzlich in Ordnung, und ich freue mich einfach des Lebens und dass ich so bin, wie ich bin. In diesen problemfreien Zeiten meines Daseins gelingt es mir stets, den inneren Faden zu erwischen, der mich zu einer tiefen Gewissheit hinführt, dass alles irgendwie im Leben Sinn macht und dass es vor allem darum geht, sich wenigstens zu bemühen, hinter die Kulissen vordergründiger Lebensinszenierungen zu blicken, um die Aussage, die dahinter verborgen ist, zu verstehen.

Da ich mich aber bereits während so vieler Jahre mit dem Übergewichtsthema auseinandergesetzt und dabei durchaus einige wichtige Erkenntnisse gewonnen habe, die mir inzwischen helfen, normal zu essen, ohne dabei zuzunehmen, kam ich zu dem Entschluss, mich mit anderen Frauen auszutauschen, die sich ebenfalls mit dieser Problematik herumschlagen. Für einen solchen Austausch stellte ich mir eine Gruppe von Frauen vor, zusammengesetzt aus verschiedenen Berufen, die offen miteinander über ihre Erlebnisse und Erfahrungen zu sprechen bereit waren.

Ich musste nicht lange suchen. Kaum hatte ich einigen Frauen davon erzählt, klingelte bei mir unentwegt das Telefon. Ich konnte problemlos drei parallel laufende Gruppen, zwei mit je acht und eine mit elf Teilnehmerinnen zusammenstellen, die ich über zwei Jahre lang leitete. Einige der Frauen waren in der Frauenarbeit aktiv, entweder als psychologische Beraterinnen, als Kursleiterinnen oder Dozentinnen, und aus ihrer Arbeit mit anderen Frauen flossen auch noch Ergebnisse ein. Aber es waren auch andere Berufsgruppen vertreten: Juristinnen, kaufmännische Angestellte, Verkäuferinnen, Friseurinnen, Hausfrauen, selbstständige Geschäftsfrauen sowie je eine Ärztin, Grafikerin, Filmemacherin und eine TV-Moderatorin. Voraussetzung zur Teilnahme waren mindestens acht bis zehn Kilo Übergewicht, kontinuierliches Dabeisein, die Bereitschaft, sich auf sämtliche Themen einzulassen und offen darüber zu berichten. Die Gruppen trafen sich regelmäßig alle 14 Tage, zu Hause wurde an den Themen weitergearbeitet, Ergebnisse tauschten wir über ein geschütztes Forum im Internet aus. Ziel dieser Arbeit war, das Thema Übergewicht anhand unserer Erfahrungen möglichst umfassend zu erörtern und zu erforschen. Grundsätzlich galt das Einverständnis, in dieser Zeit auf sämtliche Diäten zu verzichten. Das hieß auch, den Versuch abzunehmen vorläufig einzustellen.

Diese Klausel war mir deshalb wichtig, weil ich mit mir selbst interessante Erfahrungen gemacht hatte. Wenn das Gehirn von der Intention beherrscht wird, abnehmen zu müssen oder zu wollen, ist die gesamte Wahrnehmung bereits gestört. Es findet eine Fixierung auf das Essen statt, die alle anderen Überlegungen zunichte macht. Zudem war mir aufgefallen, dass zwischendurch, vor allem wenn ich bei der Beschäftigung mit dem Wunder des Lebens zufällig auf den Gedanken stieß, alles sei doch ganz in Ordnung, die ganze Problematik von mir abfiel. Das hieß also: Wenn ich denke, ich müsste schlanker werden, hatte ich ein großes Problem. Ich programmierte mich auf «mangelhaft» und alles wurde durch die Mangeloptik gesehen und erlebt.

Bei den meisten Frauen waren einige Vorgespräche nötig, um die Angst abzubauen, es könne ein großes Unglück geschehen, wenn sie sich so akzeptierten, wie sie waren, weil dann, ohne strikte Kontrolle, das Gewicht förmlich explodieren könnte. Einige wenige verließen das Projekt deshalb, bevor es begonnen hatte, weil es ihnen einfach nicht möglich war, ihren kontrollierenden Blick aufzugeben und sich vertrauensvoll auf die Arbeit in der Forschungsgruppe einzulassen. Dabei fiel mir auf, mit welcher Vehemenz diese Frauen sich an die Kontrolle klammerten und absolut keine Bereitschaft zeigten, über Gegenargumente nachzudenken oder sie wenigstens zu prüfen. Schließlich wollte ich ergründen, wie es dazu gekommen war, dass wir alle, obwohl wir uns kein Übergewicht zulegen wollten, ausgerechnet dort gelandet waren, wo wir niemals hinwollten. Was hatte dazu geführt? Welche Mechanismen waren hier am Werk? Und dazu gehörte eine grundsätzliche Offenheit, und vor allem mussten die Kontrollsysteme aufgegeben werden, die eine ehrliche Auseinandersetzung mit sich selbst blockierten und schließlich unmöglich machten.

Ich war davon überzeugt, wenn wir alle Fakten offen auf den Tisch legen, würden wir zu Ergebnissen kommen, die uns schließlich weiterhelfen könnten.

Ich habe in diesen Gruppen viel gelernt. Über mich. Und über andere. Und ich habe gesehen, dass es sehr wohl viele Gemeinsamkeiten waren, die sich als typisch erwiesen und die wir als gemeinsames Problem bearbeiten konnten. Selbstverständlich gab es ebenso ganz interessante individuelle Ausprägungen, die sich vor allem im Kontext der persönlichen Biografie entschlüsseln ließen.

Eines aber wurde uns allen im Laufe unserer Auseinandersetzung klar: Übergewicht ist weit mehr als ein ästhetisches oder gesundheitliches Phänomen. Es dokumentiert ein Denksystem, das wir uns im Laufe der Jahre angeeignet haben und das unser Verhalten beeinflusst und steuert:

- Wer Diät hält, hat den Kontakt zu sich bereits verloren.
- Wer Diät hält, hat das Vertrauen in seine eigene Körperintelligenz verloren.
- Wer Diät hält, ist bereit, sich an Diktate zu halten, die fremde Menschen zusammengestellt haben.
- Wer Diät hält, hat sich von der eigenen Denkfähigkeit abgemeldet.
- Wer an eine Diät glaubt, hat den Glauben an die jedem Menschen innewohnende Intelligenz verloren.
- Wer Diät hält, verliert seine Selbstachtung.
- Wer Diät hält, arbeitet systematisch an seiner eigenen Selbstentwertung.
- Wer Diät hält, ist bereit, einen Krieg gegen sich selbst zu führen, und begibt sich in Gefahr, diesen Krieg zu verlieren.
- Wer Diät hält, liebt sich nicht – und wer sich selbst nicht liebt, kann auch andere nicht lieben.

2.

Mit eiserner Disziplin ins Unglück

Bereits unser erstes Treffen sorgte für eine große Überraschung. Das Thema lautete: Bilanzierung sämtlicher bisheriger Maßnahmen, die das Ziel hatten abzunehmen. Alle verfügten über langjährige und vielfältige Erfahrungen, die von jeglichen nur vorstellbaren Diäten, alten und neuesten Medikamenten bis zu chirurgischen Eingriffen reichten. Jede Teilnehmerin hatte bereits im Vorfeld die Aufgabe, eine mit Fotos bebilderte Präsentation ihrer Gewichtsbiografie zusammenzustellen und sie in einer Gewichtskurve zu dokumentieren. Dabei fiel uns sofort auf, dass keine der Frauen bei einem Gewicht von 80 Kilo begonnen hatte abzunehmen, sondern bei einem sehr viel niedrigeren. Das heißt, irgendwann war uns die unglückselige Idee gekommen, wir sollten abnehmen, von 54 auf 50 Kilo, von 62 auf 58, von 70 auf 65. Bei den meisten von uns war also der Wunsch abzunehmen zu einem Zeitpunkt entstanden, als wir durchaus normalgewichtig waren. Aber in unserer Vorstellung waren wir eben zu dick, wir hätten anders – nämlich dünner – sein sollen. Die Vorstellung, dünn zu sein, war bei allen durchwegs mit schön, begehrenswert und erfolg-reich, also rundum glücklich, gekoppelt.

Wir illustrierten die Zeit, in der wir zu den ersten Diätmaßnahmen griffen, mit unseren Fotos von damals. Und jede Frau schilderte, welche Gedanken und Überle-gungen bei ihr dazu geführt hatten, abnehmen zu wollen. Die Berichte ließen uns aufhorchen, ja sie erschütterten uns sogar ziemlich. Als Erste zeigte uns Susanna ihre bebilderte Gewichtsbiografie. Wir sahen das Bild eines wunderschönen 16-jährigen Mädchens im Badeanzug am Strand, mit weizenblonden, zu einem Pferdeschwanz zusammengebundenen Haaren, braun gebrannt, mit wei-chen zauberhaften Formen ihres jungen Körpers, die wohlgeformten Schenkel vom Sand umspielt. Ein Natur-kind von besonderer Schönheit. Sie lächelt etwas verle-gen in die Kamera, und ihre Befangenheit kam in der leicht verkrampften Fußhaltung nochmals zum Ausdruck. Susanna erzählte, wie elend sie sich damals fühlte, viel zu unförmig, dick und hässlich. Wir saßen betroffen und rat-los vor dem Foto, fanden keine Worte, wollten entgegen halten, dass ihr Eindruck nicht stimme, und redeten be-schwörend auf sie ein: «Schau doch mal, wie schön du da warst!» Susanna winkte ab: «Ja, schon, irgendwie sehe ich das heute auch anders, aber damals fühlte ich mich eben nicht so». Da wurde Eva plötzlich von einem heftigen Weinkrampf geschüttelt. Als sie sich wieder etwas beru-higt hatte, meinte sie – und blickte dabei an uns vorbei, als ob sie in die eigene Vergangenheit zurückschaute – : «Ja, genau so ist es mir auch ergangen, eigentlich bin ich das hier auf dem Foto. Und was ist nun aus mir geworden!»

Und ich muss zugeben, von der einst wunderschönen, wohlgeformten jungen Frau war nichts mehr übrig geblieben. Sie hatte ihren Körper, der inzwischen bei einem Gewicht von weit über 100 Kilo angekommen war, unter einem wallenden, unförmigen Zeltkleid versteckt.

Als nächste war Sabine an der Reihe. Das Foto zeigte uns eine junge Frau mit einem Säugling im Arm. Sie machte einen durchaus glücklichen Eindruck, aber sie hatte das Glück eben nicht geniessen können, da sie unmittelbar nach der Geburt nicht mehr in ihre Hose hineingepasst hatte. Und das war dann auch der Anlass für den Beginn einer langjährigen Leidensgeschichte, deren Auftakt in einer Diät bestand. Zunächst nahm sie artig ab, aber sie hatte sich zu früh gefreut, anschließend nahm sie in Windeseile wieder zu, leider noch einige Kilo mehr als gehabt. Mit jedem weiteren Kind, sie hat drei, wiederholte sich das Unglück, es kamen weitere Kilo hinzu, die sie mit Hilfe von Diäten verdoppelte.

Besonders tragisch war die Geschichte von Nina. Sie war als Kind eher untergewichtig, aber ihre drei Jahre jüngere Schwester war noch dünner. Jedes Mal wenn die Schneiderin für die beiden Mädchen etwas anfertigen und Maß nehmen musste, hörte sie, wie ihre Mutter mit besorgtem Unterton sagte: «Sie hat schon wieder zugenommen.» In ihr entstand die feste Überzeugung, sie solle dünner sein. Im Nachhinein verstand Nina die Äusserung der Mutter allerdings ganz anders. Es war Nachkriegszeit, das Geld war knapp. Wenn Kinder rasch wuchsen und dabei auch etwas dicker wurden, brauchten sie neue Kleider, und das brachte die Eltern in finanzielle

Schwierigkeiten. Für Nina jedenfalls waren diese Worte wegweisend. Ihr Ausgangsfoto zeigt ein 18-jähriges gertenschlankes, groß gewachsenes Mädchen, trotzdem war sie überzeugt, zu dick zu sein und abnehmen zu müssen. So begann ihre Leidenszeit: Auf Hungerperioden folgten Fressanfälle, und mit den Jahren legte sie systematisch mehr als 20 Kilo Übergewicht zu.

Fiona war bereits mit zwölf Jahren davon überzeugt, zu dick zu sein. Sie wurde von ihren Schulkameradinnen oft mit «Pummel» gehänselt, dazu kam noch, dass sich ihre Brüste schon ziemlich früh entwickelten, was die Sache für sie noch verschlimmerte. Und als sie ihr erster Freund, den sie im Alter von 16 hatte, auch noch «Hummel» nannte, gab es kein Zurück. Auf dem Foto, das sie uns zeigte, sieht man ein hübsches junges Mädchen, und es ist schwer zu glauben, dass sie sich selbst derart schlecht fühlte. Die erste Diät war, wie bei den meisten, von Erfolg gekrönt. Aber dann kam es zur Katastrophe.

Mira erzählte: «Ich wuchs mit meiner Schwester bei meiner Mutter auf. Sie war nicht nur allein erziehend, sondern auch allein verdienend, das heißt, das Geld war knapp. Im Alter von zwölf Jahren ging ich neben der Schule auch noch arbeiten und verdiente Geld. Davon kaufte ich mir dann leckere Esswaren. Ich machte mir keinerlei Gedanken über die Figur, ich fühlte mich in Ordnung, so wie ich war. Anlässlich eines Arztbesuchs fand mein Arzt, ich sei viel zu dick, ich müsse unbedingt abnehmen. Er verschrieb mir also in einer Zeit, als ich noch im Wachstum war, Appetitzügler, die ich dann auch brav einnahm. Ich nahm in drei Wochen sieben Kilo ab, war darüber sehr erfreut, und auch mein Arzt lobte mich dafür. Ich setzte die Tabletten ab, und nach nur drei Monaten hatte ich zehn Kilo zugenommen. Dies war der Anfang meines Gewichtsproblems.»

Und auch ich erinnerte mich an den Tag, als ich zum ersten Mal dachte, ich sei zu dick und müsse nun mit einer Diät – der Bohnendiät – beginnen. Ich war 19. Und eigentlich zufrieden. Jedenfalls machte ich mir bezüglich meines Gewichts keine Gedanken. Da sah ich eines Tages das Bild von Twiggy, einem englischen Fotomodell. Ich war begeistert von diesem Mädchen, so wollte ich auch aussehen, nämlich mager, vor allem nur mit kaum wahrnehmbaren Brüsten ausgestattet. Twiggy wirkte wie zwölf, beinahe geschlechtslos, ein Kind mit ihren großen unschuldigen Augen, den mageren Beinchen, an denen die Andeutung eines Knies zu sehen war. Die kleinen Füßchen steckten in Kinderschuhen, über dem Rist von einem schmalen Riemchen zusammengehalten. Im Nachhinein verstehe ich mein Bestreben, ihr ähnlich sein zu wollen. Sie verkörperte nicht das Bild einer Frau, sondern das eines Kindes, und dahinter steckte der Wunsch, noch nicht erwachsen werden zu müssen. Damals versuchte ich dann, mir alles, was sich bereits an weiblichen Rundungen bei mir zeigte, mit einer Diät gezielt herunterzuhungern. Die größte Sorge machte mir mein Busen, und ich zweifelte ernsthaft, ob sich meine inzwischen auf Körbchengröße B erblühten Brüste jemals wieder auf das Twiggy-Format von winzigen Reißzwecken zurückbilden würden. Das war der verheerende Ausgangspunkt und Auftakt in meine eigene jahrzehntelange Diätplage.

Alle Ausführungen waren hier auffallend deckungsgleich: Zum Zeitpunkt der ersten Diät waren wir alle mehr oder weniger normalgewichtig, einige sogar eher leicht untergewichtig. Das heißt also, nicht das Übergewicht ist das Problem, sondern der Wahn, die pure Vorstellung übergewichtig zu sein, und zwar zu einem Zeitpunkt, wo das noch gar nicht der Fall ist. Das heißt also, wir waren bereits von unserer Selbstwahrnehmung so weit abgerückt, dass wir uns als übergewichtig bezeichneten, obwohl wir es nicht waren. Ich kann mich selbst noch sehr gut erinnern, wie ich mich schon damals ernsthaft gefragt habe, ob ich überhaupt mit 50 Kilo noch zur Türe hineinkommen könne, ohne darin stecken zu bleiben.

Fragt man sich, wie es dazu kam, dass jungen Mädchen so leicht eine realistische Selbstwahrnehmung abhanden kommen konnte, so ist die trivialste Erklärung stets die, die Medien seien Schuld, schließlich propagierten sie die Bilder von einer Mager-Twiggy – und die heutigen Models stehen ja dem damaligen Hungermodel in nichts nach. Aber das kann einer ernsthaften Analyse nicht standhalten. Selbst wenn wir unentwegt mit Bildern von Ameisen gefüttert würden, wäre der Wunsch, sich ebenfalls zu einer Ameise zu entwickeln, wohl kaum vorhanden.

Es muss also in uns eine grundsätzliche Bereitschaft vorhanden gewesen sein, uns selbst, so wie wir waren, nicht anzunehmen. Das heißt, wir waren uns zu diesem Zeitpunkt schon abhanden gekommen, hatten unser inneres Gleichgewicht verloren und wussten gar nicht, wo wir uns hinorientieren sollten. Und in einem derart orientierungslosen Zustand liegt es nahe, auf Einflüsterungen hereinzufallen. Einige Bilder oder eventuell nur die Bemerkung einer Nachbarin, die wir ohnehin nicht mögen und auf deren Urteil wir absolut keinen Wert legen, genügen, dass wir die Fremdentwertung übernehmen und beginnen, an uns herumzukritisieren, und danach gieren, unser äußeres Erscheinungsbild einer Veränderungskur zu unterziehen.

Wer aber den Kontakt zu sich selbst, zu seiner eigenen Wahrnehmung verloren hat, wird für die dümmsten Empfehlungen anfällig. Und so sind wir wie Schafe den unsinnigsten Vorschlägen brav gefolgt. Obwohl wir alle die Erfahrung gemacht hatten, dass uns die eingeschlagene Richtung nicht zum Ziel führte, hielten wir uns strikt an die Diätvorschriften. Und jede neue Diät ließ in uns eine neue Hoffnung aufkeimen, und wir waren bereit, uns in den Dschungel von pseudowissenschaftlichen Theorien einzuarbeiten, um unsere Ernährung entsprechend zusammenzustellen, keine Mühe war uns zuviel, stets mit der Vision vor Augen, dabei abzunehmen.

Nun wirft man ja vor allem übergewichtigen Personen vor, sie seien eben völlig willenlos, futterten was ihnen vor die Zähne kommt in sich hinein, seien disziplinlos, einfach nicht bereit, mit eisernem Willen eine Diät durchzuhalten. Das Gegenteil ist der Fall! Übergewichtige, die sich immer wieder mit Diäten herumschlagen, sind geradezu ein Ausbund an Disziplin! Obwohl sie bereits mehrere Male die bittere Erfahrung gemacht haben, dass eine streng befolgte Diät sie ihrem Ziel nicht näherbringt, sie vielmehr davon entfernt und sie hinterher ständig zunehmen, folgen sie dennoch strikt den Diätvorschriften. Übergewichtige halten eisern an ihrer Überzeugung fest, dass es irgendwo auf der Welt eine Diät gibt, die irgendwann und irgendwie doch noch funktionieren und das langersehnte Wunder herbeiführen wird. So werden sämtliche Misserfolge und Enttäuschungen in einem großen Akt von Selbsttäuschung hinweggefegt. Gerade Menschen, die Gewichtsprobleme haben, halten sich oft wie Ertrinkende an einem Rettungsring an der Vorstellung fest, dass es mit der «richtigen» Diät doch noch klappen könnte. Mit einer unbeschreiblichen Disziplin, eisernem Durchhaltewillen und einem unverrückbaren Glauben klammern sie sich genau an die Vorstellung, die sie zielsicher ins Verderben führt.

Dummerweise handelt es sich um eine besondere Disziplin, die in blindem Gehorsam völlig falschen Richtlinien folgt. Blinder Gehorsam ist nur dann möglich, wenn wir die eigene Richtschnur in uns verloren haben. Wenn uns die Orientierung abhanden gekommen ist, folgen wir irgendwelchen Wahnsinnsweisungen, sie mögen noch so falsch sein. Und dies war bei uns nur deshalb möglich, weil wir uns bereits von unserer Körperintelligenz abgekoppelt hatten, sonst hätten wir längst das Handtuch geworfen und gesagt: Nicht mit mir.

Nach unserem ersten Treffen war mir klar:

Übergewichtige zeichnen sich besonders durch eine große Disziplin und einen Durchhaltewillen aus, Körpersignale permanent zu ignorieren.

Übergewicht entsteht nicht durch übermäßiges Essen, sondern durch ein ständiges Training, die eigene

Körperintelligenz auszuschalten und dem Körper mit fremden Diktaten zu Leibe zu rücken.

Übergewicht entsteht also deshalb, weil wir nicht mehr auf uns selbst hören, sondern fremden Vögten folgen.

Nach dieser Erkenntnis hatten wir viel zu tun. Wir mussten mit der eigenen Erschütterung fertig werden, dass wir jahrelang völlig falschen Theorien hinterhergelaufen waren. Einige Frauen berichteten auch von einem Schamgefühl, das ihnen schwer zu schaffen machte. Fiona, eine Juristin, erzählte, sie habe kürzlich eine Frau vor Gericht vertreten, die auf einen Heiratsschwindler reingefallen war, der ihr ganzes Vermögen verprasst hatte. Sie konnte ihre Klientin zunächst nicht ganz verstehen, als diese immer wieder betonte, wie sehr sie sich schäme. Jetzt sei ihr alles klar. Ihr ginge es nun genauso. Sie sei zwar nicht auf einen Heiratsschwindler, aber auf die dümmsten Diätgaukler hereingefallen.

Somit war klar, was der erste Schritt sein würde: Wieder lernen, auf sich selbst zu hören.

3.

Selbstentfremdung, der Verrat am Selbst

Erika Pluhar schreibt in ihrem Buch «Aus Tage-
büchern»: «Las gestern in dem Buch, das ich geschrieben
hatte vor etwa 19 Jahren ... Wenn ich bedenke, welche
Kraft, welches Wissen, welche Begabung zum Schreiben
und Denken ich damals hatte – und wie ich mir dennoch
von Männern über Kraft, Wissen, Begabung, Schreiben
und Denken erzählen ließ, ich, die ich bereits viel weiter
gewesen war, mich einfach wegsteckte, auslöschte, vergaß, und das über Jahre hinweg ...»

Dieser kurze Text zeigt den Prozess auf, der bei vielen Frauen stattgefunden hat. Wir alle tragen ein Grund-
wissen in uns, das uns befähigt, unser Leben zu gestalten,
zu spüren, was für uns richtig ist. Aber allmählich verlieren wir diese Fähigkeit, hören mehr auf das, was andere über uns sagen, was uns andere empfehlen, wir
sind bemüht, fremde Erwartungen zu erfüllen, bis wir
schließlich irgendwann den Draht zu uns selbst verloren
haben und uns nicht mehr an uns selbst orientieren. Wir
haben unseren Mittelpunkt verloren, sind damit aus dem
Gleichgewicht geraten und nicht mehr in der Lage, auf

die innere Stimme und die Körpersignale zu achten, sie als ernst zu nehmende Botschaft zu verstehen. In einem solchen Zustand sind wir anfällig für schwachsinnige Ratschläge und Empfehlungen und können den Weizen von der Spreu nicht mehr unterscheiden. Der Kontakt zu unserer innersten Richtschnur ist unterbrochen, eine realistische Selbsteinschätzung ist nicht mehr möglich. Wir schauen durch eine fremde Brille in den Spiegel, unser Blick ist getrübt, eingeschränkt und völlig verschoben, was wir sehen, entsetzt uns, unsere Körperformen wirken monströs, und wir wollen nur eins: So nicht! Nein, niemals! Wir wollen anders sein, dünner werden, so dünn, dass man uns kaum noch sehen kann.

Der Prozess der Selbstentfremdung findet auf mehreren Ebenen statt. Obwohl heutige Frauen dank der Frauenbewegung über ein besseres Selbstbewusstsein verfügen, als dies noch in früheren Generationen der Fall war, wirkt das Erbe von über Jahrhunderte dauernder Unterdrückung, Abhängigkeit und Fremdbestimmung noch immer nach. Wir sind zwar auf dem Weg, uns als selbst denkende, selbst bestimmende und selbst handelnde Wesen zu begreifen, und fordern als menschliches Grundrecht auch für Frauen die gleichen Rechte wie sie dem Mann zugestanden werden. Obwohl in der Zwischenzeit in den meisten zivilisierten Kulturen Gleichberechtigung gesetzlich verankert ist, bleibt die Umsetzung in vielen Bereichen auf der Strecke. Zudem ist dieses Gedankengut noch lange nicht als eine Selbstverständlichkeit durchgängig in allen Hirn- und Körperzellen angekommen.

Wer in das erstarrte Gesicht eines auf dem Laufsteg stakenden Hungermodels blickt, erahnt die Trostlosigkeit eines sich selbst abhanden gekommenen Lebens. Wer den Worten einer vom Body-Trimm-Feuer durchglühten Frau folgt, entdeckt problemlos die leeren Worthülsen und den hoffnungslosen Versuch, einer nebulösen Vision nachzueifern. Wer den Ratschlägen eines braungebrannten, mit künstlichem Plastikweiß verstrahlten Lächeln eines Diätapostels folgt, bemerkt die tiefe Lebensangst, die hinter dieser Fassade steckt. Wer das verzweifelte Bemühen einer Hausfrau beobachtet, Haushalt, Kinderbetreuung und Gattinnendasein zu einer lebbaren Rolle zu vereinen und sich gleichzeitig dabei nicht aus den Augen zu verlieren, erahnt die Unmöglichkeit eines solchen Unterfangens – von doppelt- bis dreifach belasteten berufstätigen Frauen ganz zu schweigen.

Der Mensch scheint ein Urbedürfnis in sich zu tragen, seine Sache gut machen zu wollen – oder wenigstens so gut wie möglich. Bei vielen Menschen zeigt es sich darin, dass sie sich bemühen, das Beste aus sich herauszudestillieren. Ich vergesse diesen einzigartigen, nach innen gerichteten Blick meiner Mutter nie, wenn sie übers Wochenende die Wäsche für die ganze Familie besorgte und schließlich in einem großen Korb alles gebügelt zusammentrug und es anschließend in die Schränke legte. Obwohl sie während der ganzen Woche in der Fabrik als Näherin arbeitete und zweifellos Erholung dringend nötig gehabt hätte, gab ihr dieses Gefühl, etwas geschafft zu haben, einen inneren Aufschwung, der sich in ihren

Augen widerspiegelte. Sie wurde dafür von niemandem gelobt, aber für sie persönlich war es wie ein Sieg, den sie errungen hatte. Es ist dieses verdammt gute Gefühl, das sich in allen Körperzellen manifestiert, mit sich und seinem eigenen Lebensplan einverstanden zu sein, und das heißt auch, mit sich selbst in bestem Einvernehmen zu leben.

Bereits bei kleinen Kindern ist diese Tendenz sehr deutlich zu erkennen, die Welt möglichst als selbst handelndes Wesen zu erobern. Die meisten sind mit einem besonderen Lerneifer ausgerüstet. Zunächst fokussieren sich die Bemühungen auf körperliche Fertigkeiten wie zum Beispiel die Flasche selbst halten zu wollen, später dann werden anspruchsvollere Handhabungen eingeübt. Als nächstes folgt die Schulung geistiger Fähigkeiten, das Kind geht in die Schule, lernt lesen, schreiben, rechnen usw. Mit dem Erwachen des Gefühlslebens gesellt sich noch eine weitere Verfeinerung hinzu: der Wunsch, auch noch andere Bereiche trainieren zu wollen, zum Beispiel sich nicht mehr über jede Kleinigkeit aufzuregen, sich vielleicht nicht mehr allzu sehr vom Liebeskummer bedrücken zu lassen oder mit Neidgefühlen der Freundin gegenüber konstruktiver umgehen zu wollen.

Gleichzeitig ereignet sich noch etwas anderes, was für Jungen und Mädchen unterschiedliche Folgen haben wird. Da sich vor allem der junge Mensch in der Spiegelung durch andere erlebt, ist es völlig normal, dass er Zeugnis davon ablegen möchte, dass es ihn gibt. Das heißt, er möchte von anderen gesehen werden und eine Reaktion auf sich erfahren. Und Frauen erkennen schon sehr früh, auf welche Weise sie Aufmerksamkeit erhalten und wahrgenommen werden, nämlich durch äußere Attraktivität und die Aura erotischer Anziehung, lernen sie ganz nebenbei und unbewusst, auf welche Karte zu setzen ist. In der Pubertät ersetzen Frauen ihre innere Wahrnehmung durch die äußere Bestätigung, die sie erzeugen. Also fragt sich das Mädchen nicht, wie fühlt es sich in diesen ungastlichen, viel zu engen Jeans an, sondern es sieht als erstes in den Spiegel und begutachtet ihre Chancen, mit der Hose Aufmerksamkeit zu erzeugen.

Das sind verhängnisvolle Lernschritte bezüglich Selbstentfremdung, die sich als Grundmuster einprägen: Ich werde gesehen, also bin ich.

Somit wird der Wunsch, einerseits sich zu entwickeln, andererseits wahrgenommen zu werden, auf die Perfektionierung des Körperlichen verlagert. Dies ist kein Wunder, schließlich leben wir in einer Welt, in der die Optik eine ganz entscheidende Rolle spielt. Darüber hinaus spielt noch etwas anderes mit: «Ebenso logisch ist, dass heutige Mädchen im Alter zwischen zwölf und 20 Jahren ‹Model› als ihren Lieblingsberuf angeben. Dies wohl nicht in erster Linie, weil sich Mädchen ‹von Natur aus› ausschließlich als Körper zeigen, um ihrer ‹natürlichen› Exihibitionslust nachzukommen, sondern weil ‹Model› einer der wenigen Frauenberufe ist, in welchem Frauen mit viel Glück Millionen verdienen können. Zudem ist ‹Model› in einer dominanten Look-at-me-Kultur eine der wenigen Möglichkeiten für Frauen, überhaupt einmal wahrgenommen zu werden», so die Politologin

Regula Stämpfli in ihrem Buch «Die Macht des richtigen Friseurs».

So kann es durchaus sein, dass ein junges Mädchen, das von einer wirtschaftlich komfortablen Situation träumt – und wer tut das nicht? –, erst gar nicht auf die Idee kommt, dies mit der Schulung ihrer eigenen Möglichkeiten zu erreichen, sondern über die Bewirtschaftung ihrer Weiblichkeit versucht, ihr Ziel zu erreichen. Und damit sitzt sie in der Falle, und wer da hinein gerät, wird so schnell nicht wieder herausfinden. Wenn junge Frauen beginnen, jeden möglichen Zentimeter ihres Körpers darauf hinzutrimmen und zurechtzumachen, möglichst viel erotische Stimulierung zu bewirken, sind sie bereits auf dem besten Weg, sich selbst abhanden zu kommen. Die gesamte Aktivität wird darauf ausgerichtet, beim Betrachter sexuelles Begehren auszulösen, das bedeutet, man schlüpft in die Optik des anderen, während die eigene Befindlichkeit auf der Strecke bleibt. Das eigene sexuelle Verlangen tritt bei den meisten in den Hintergrund. Das hat Simone de Beauvoir in ihrem Buch «Das andere Geschlecht» treffend über die Situation des pubertierenden Mädchens formuliert: «Es fühlt sich als Lockung, als Gegenstand des Begehrens.» Und über ihr eigenes Erleben bekennt sie sich unumwunden in einem Interview mit Alice Schwarzer dazu:

Alice: «War erotisches Begehren für Sie immer mit Gefühlen verknüpft?»

Simone: «Ich glaube, ja. Übrigens: ich begehrte keinen Mann, wenn ich nicht auch begehrt wurde. Es war immer eher das Begehren des anderen, das mich mitriss.»

Dieses Bekenntnis könnten wohl viele Frauen ablegen. Wer sich mehr auf die Wirkung, die sie bei anderen erzielt, konzentriert, vergisst, nach innen zu hören, um sich wahrzunehmen. Und so geraten vor allem die jungen Frauen in einen Teufelskreis: Einerseits wollen sie gefallen und begehrt werden, andererseits entwickeln sie gleichzeitig Widerwillen, manchmal gar Ekel gegenüber den Avancen des Mannes, sie verstricken sich in Scham, Hochmut und Herumzickerei, und niemand versteht sie, am wenigsten sie selbst. In diesem Verwirrspiel bleiben sie in der Regel als Verliererinnen zurück, was auch immer sie unternehmen, es ist falsch. Die jungen Frauen fühlen sich fremd in einer fremden Welt. Die Selbstwahrnehmung ist zutiefst gestört. Wer sich selbst abhanden gekommen ist und die Orientierung in sich nicht mehr wahrnehmen kann, wird eben anfällig für alles, was sich als Wegweiser anbietet, selbst wenn der in die Wüste führt.

In unserer Gesellschaft ist es immer noch so, dass es der einen oder anderen Frau durchaus gelingt, ihr nicht vorhandenes Selbst durch eine ausgeliehene Identität zu ersetzen. Sie dockt an derjenigen ihres Partners an, definiert sich über ihn, und wenn es ihr gar gelungen ist, einen wirtschaftlich potenten Mann zu erobern, erlebt sie sich als Teil seines materiellen Erfolgs. Der Preis, den sie zu entrichten hat, ist hoch: Sie gibt sich selbst auf.

Sie bleibt stets in der demütigenden Lage der Fremdbestimmung, sie muss sich immer wohlverhalten, ihr Äußeres möglichst hochrüsten, um den Anforderungen zu genügen. Die wesentlichen Probleme setzen dann mit dem Älterwerden ein, denn alles hat schließlich seine Zeit. Wenn sich die Vergänglichkeit unbarmherzig im Körperlichen manifestiert, blicken diese Frauen in einen Abgrund, und die Tragödie bahnt sich an. Den Kränkungshöhepunkt erleben Frauen, wenn sie ausgewechselt werden, eingetauscht gegen eine andere, meist gegen eine jüngere, die dem erotisch stimulierenden Weiblichkeitsideal eher zu entsprechen in der Lage ist.

Mit dem Thema der Selbstentfremdung setzten wir uns in den Frauengruppen intensiv auseinander, jede Erzählung löste bei den anderen Frauen sofort Erinnerungen an eigene Erfahrungen aus, setzte verstaubte Bilder frei. Einige von uns hatten eine Scheidung hinter sich, und so schmerzhaft dieser Prozess auch war, berichteten die meisten doch davon, wie sie hinterher begonnen haben, sich wieder aufzubauen. Sie erzählten auch von den Glücksmomenten, die sie erlebt hatten, wenn es ihnen gelungen war, schwierige Lebensumstände zu meistern, ein Gefühl, das sie als körperliches Rundumwohlgefühl beschrieben. Fiona meinte dazu: «Es fühlte sich verdammt gut an, etwa wie wenn ich mit Samtpfoten, weich wie eine Katze durch mein Leben tänzeln könnte.»
Wir stellten auch fest, dass bei berufstätigen Frauen durchaus eine eigene berufliche Identität erlebt werden kann, die Erfahrung aber nicht ausreicht, sich auch im privaten Bereich als eigenständige Personen zu definieren. Selbst die Frauen, die beruflich erfolgreich sind, neigen dazu, sich in der Beziehung über den Partner zu definieren. Christa, eine erfolgreiche Grafikerin, erzählte uns

sehr eindrücklich, dass sie unmittelbar nach einem beruflichen Erfolg, über den sie sich sehr gefreut hatte, dennoch ziemlich verunsichert reagierte, als ihr Partner fragte, was eigentlich mit ihren Haaren los sei. Sie wollte, sie musste gefallen, klar, und die Frisur musste sitzen, damit der wohlgefällige Blick des Partners auf ihr ruhte und ihr das Gefühl vermittelte: Ich bin in Ordnung, lieber noch mit der Steigerung versehen: Ich werde begehrt. Einige berufstätige Frauen erkannten sich sofort in dieser Schilderung wieder.

Astrid Lindgren hat in ihren Büchern einen völlig neuen Mädchentyp entworfen. Ihr weltweit großer Erfolg zeigt deutlich, dass außer dem angepassten, nach Schönheit strebenden Mädchen auch noch ein ganz anderes Ideal Anklang findet. Die Heldinnen streben zwar ein bürgerliches Familienidyll an, zugleich aber haben sie auch den Wunsch nach Unabhängigkeit. Britt-Marit zum Beispiel möchte «einen Mann haben und ein eigenes Heim und viele Kinder. Aber vorher will ich selbst etwas werden!!! Viel lernen, einen Beruf haben und selbstständig sein. Auf keinen Fall verlasse ich mich auf meine durchaus akzeptablen Beine, denn todsicher taucht bald eine mit noch schöneren auf, und dann stehe ich da! Nein, das Risiko ist mir zu groß».

Wenn wir das Bestreben, möglichst in allem perfekt zu sein, als ein Grundthema menschlichen Daseins verstehen lernen, zum Beispiel als Hausfrau die beste aller Köchinnen, die einfühlsamste Erzieherin, die klügste Organisatorin, die interessanteste Gesprächspartnerin und ganz nebenbei auch noch die verführerischste und

leidenschaftlichste Geliebte im ehelichen Bett oder körperlich ein Muster an Vollkommenheit und Makello-
sigkeit, stossen wir die Tür in eine völlig unerwartete
Richtung auf.

Die größte Sehnsucht des Menschen besteht darin,
sich möglichst nah zu sein, sich zu spüren und mit sich im
Reinen zu sein, man könnte durchaus auch sagen: Der
Mensch sehnt sich grundsätzlich nach seiner innersten
Quelle. Diese Sehnsucht nach Vollkommenheit kann als
transzendentes Bemühen begriffen werden, sich an einer
über sich selbst hinausreichenden Ordnung orientieren
zu wollen oder sich mit ihr zu verbinden. Noch vor einigen Jahrzehnten gaben die kirchlichen Institutionen den
Menschen einen tiefen Halt, das Gefühl, durch die Reli-
gion mit dem Göttlichen verbunden und im Allumfas-
senden beheimatet zu sein. In der heutigen Zeit haben die
Kirchen diese Möglichkeit weitgehend eingebüßt, und die
meisten Menschen bleiben allein auf sich gestellt, oft
ratlos, heimatlos, ungeborgen. Und sind damit auch stets
anfällig für die verschiedenen irrlichternden Angebote
im Eso-Kult-Bereich.

Andere erleben die Sehnsucht, sich nah zu sein, weniger im mystischen, sondern im körperlichen Bereich. Die
Philosophin Annegret Stopczyk beschreibt in dem Buch
«Was Philosophinnen über Göttinen denken» sehr eindrücklich: «Ich sehne mich nach dem intimsten Zustand
mit mir selbst. Philosophieren ist für mich ein Ausdruck
der Sehnsucht nach sich selbst, nach dem tiefsten Wissen
in mir selbst, nach Selbsterkennen.» Und weiter führt
sie aus: «Aber bei mir ist dieses feine schöne Rieseln da,

wenn ich etwas denke, was nur richtig sein kann für mich. Es ist sozusagen eine Gesamtzellenreaktion auf das, was ich mich innerlich befrage oder tue. Aber ich finde da keine Göttin. Ich genieße das innere Rieseln als Begleitung meines Erkennens einfach für sich und für mich selbst.» Die Körperforscherin Benita Cantieni spricht von dem körperlich wahrnehmbaren Zellsingen, das sich dann einstellt, wenn man mit sich selbst im Einklang lebt.

Das Zurückfinden zu sich selbst ist also weit mehr als ein amüsanter Zeitvertreib oder ein spannendes Hobby, das einen vor Langeweile schützt. Es gehört eigentlich zur Aufgabe, wieder den Ort in sich aufzuspüren, wo wir erkennen: Das bin ich.

Damit wir aber den Heimweg zu uns selbst wieder finden können, ist es notwendig, die Wegstrecke, die uns von uns weggeführt hat, wieder zurück zu gehen. Und das bedeutet, dass wir mit den Ereignissen und Begebenheiten konfrontiert werden, die uns dazu veranlasst haben, uns selbst zu vergessen oder gar selbst zu verraten.

4.

Der eigene Körper als Kriegsschauplatz

Regula erzählte als Erste: «Nach dem letzten Treffen ging es mir schlecht. Die vielen Fotos mit den wunderschönen jungen Frauen, die wir einst waren, hatten bei mir wie ein Blitz eingeschlagen. Was haben wir denn eigentlich mit unseren Körpern angerichtet! Was haben wir ihnen angetan! Wie war denn das möglich, dass wir uns selbst derart verunstalteten, immer mit der festen Überzeugung im Kopf, dass wir so, wie wir sind, nicht in Ordnung sind.»

Die anderen Frauen berichteten ebenfalls, wie betroffen sie alle waren, die einen spürten vor allem Wut, bei anderen stand der Schmerz im Vordergrund. Für die meisten aber war Trauer um etwas Verlorenes das Schlüsselwort. Jeder übergewichtige Körper ist das Abbild eines Kriegsschauplatzes, auf dem heftige Kämpfe stattgefunden haben und Verwüstungen angerichtet worden sind. So ist Übergewicht letztlich nicht nur das Ergebnis eines verlorenen Kampfes, sondern auch die schmerzliche Illustration zerstörerischer Einflüsse auf einen ehemals völlig intakten und wohlgeformten Körper. Das heißt,

dass wir alle Kampfspuren oder gar verheerende Kriegsverletzungen in und auf uns tragen, und deshalb sollten
wir uns als erstes um diese Schäden kümmern. Wir begannen, unsere Kampferlebnisse aus uns herauszuer-
zählen. Hier sind einige Beispiele.

Fiona berichtete: «Nach der Geburt des zweiten Kindes hatte ich die Nase gestrichen voll. Die Pfunde klebten
an mir, und nichts half. Da habe ich mich einer strengen
Diät unterzogen, und ich glaube, das war das erste Mal,
dass ich einen richtigen Hass gegen mich selbst entwickelte. Mein Tagesablauf sah wie folgt aus:

Nachts drei- bis viermal aufstehen, weil das Baby
weinte. Um sechs Uhr stillen, dann aufstehen, Frühstück
für Mann und das ältere Kind herrichten, das heißt, im
Backofen frische Brötchen backen, der Duft verbreitete
sich im ganzen Haus, und ich rief dann so fröhlich es mir
möglich war: Früüühstücken!!! Für mich gab es eine
Tasse Tee und Knäckebrot mit drei Gurkenscheiben. Hinterher das ältere Kind für den Kindergarten richten, nochmals Brötchen mit Käse zubereiten – mir lief dabei das
Wasser im Mund zusammen, aber ich sagte mir, reiß dich
zusammen, bist eh zu fett – dann Baby baden und stillen,
dann für das Mittagessen einkaufen, dazwischen wieder
stillen. Mein Mann legte stets Wert auf ein reichhaltiges
Mittagessen, ich kochte für meine Familie die leckersten
Sachen, aber ich verbot mir, davon zu essen, für mich gab
es fettfreie Bouillon. Nachmittags dafür sorgen, dass die
Kinder an die frische Luft kommen, also im Park spa-
zieren gehen, hinterher Zwetschgen- oder Apfelkuchen
je nach Saison, den ich schon am Morgen gebacken hatte,

als Zwischenverpflegung auch noch für die Nachbars-
kinder; selbstverständlich durfte ich davon nichts essen,
für mich gab es einen Apfel. Bevor ich mich um das
Nachtessen kümmern konnte, nochmals stillen, oft kamen noch Arbeitskollegen meines Mannes zu geschäft-
lichen Besprechungen mit. Da mich solche Gespräche
ohnehin nicht interessierten, war ich vor allem in der Küche und servierte das Essen, und da ich bekannt dafür
bin, gut zu kochen, ließ ich es an nichts fehlen. Ich aß
nebenher etwas gedünstetes Gemüse und Salat. Hinterher Kinder ins Bett bringen, Geschichten erzählen, nochmals stillen und dann Küche aufräumen. Und dann
konnte es geschehen, dass ich wie von einer fremden
Macht überfallen wurde, ich konnte nichts mehr dagegen
tun: Fressanfälle! Ich stopfte alles in mich hinein, dabei
schmeckte ich nicht einmal, was ich ass. Hinterher Selbstbeschuldigung. Am nächsten Tag erlaubte ich mir überhaupt nicht zu essen, als gerechte Strafe sozusagen. Dann
in regelmäßigen Abständen Fressanfälle – Hungern –
Fressanfälle. Und ich wurde immer dicker. Nach einiger
Zeit wurde ich zusehends lustloser, ja, irgendwie wurde
ich depressiv. Mein Mann schickte mich zum Arzt, und
ich bekam Medikamente gegen den Hunger. Abgenommen habe ich während vier Wochen drei Kilo. Und als
es mir dabei immer noch schlechter ging und ich auch
nicht mehr schlafen konnte, setzte ich die Appetitzügler
ab. Hinterher habe ich dann gleich acht Kilo zugelegt.
Und dann wurde ich nochmals schwanger und alles
wurde noch schlimmer.»
    Diese Geschichte zeigt deutlich, wie selbstverach-

tend Fiona mit sich selbst umgegangen ist. Alle Bedürfnisse der Familie und darüber hinaus auch diejenigen der Arbeitskollegen ihres Mannes nahm sie ernst. Aber mit sich selbst ist sie mehr als stiefmütterlich umgegangen, ja, man könnte sogar von einer Folter sprechen. Sich den ganzen Tag um die Ernährung von andern zu kümmern, darüber hinaus auch noch nährend den Säugling zu stillen und dabei selbst auf der Strecke zu bleiben. Sie hatte den Zugang zu sich selbst längst verloren und funktionierte nur noch pflichtbewusst. Mit den Fressanfällen, die sie nicht mehr eindämmen konnte und gegen die sie machtlos war, rächte sich der geschundene Körper für die erlittenen Qualen.

Lara erzählte: «Werbung für Liposuction flattert ins Haus. Ich finde die Idee im Grunde krank. Plötzlich macht aber mein Mann den Vorschlag: ‹Das wäre doch etwas für dich. Ich spendiere dir das!› Ich traue mich nicht, ‹es nicht zu wollen›. Denke, er möchte mich wohl dünner, was ich sehr gut verstand. Zudem hatte ich bereits mehrere Diäten gemacht, bei denen ich zwar Gewicht verloren, hinterher aber wieder zugenommen hatte. Ich lasse mir sofort einen ersten Besprechungstermin geben, dann geht alles sehr schnell. Die Klinik drängt zur Eile, ich muss mich entscheiden. Nächster Lipooperationstag ist bereits in ein paar Tagen, da soll ich hin.

Wie höchst erniedrigend. Splitterfasernackt stehe ich, grell beleuchtet, auf einem Schemel und muss mich von einem unter mir knienden Arzt mit Filzstift anzeichnen lassen. Wie ein Stück Vieh im Schlachthaus, denke ich, nur dass die dann schon tot sind. Habe meine Eindrücke damals aufgeschrieben und besitze noch die Bilder meines markierten Körpers (ohne Kopf). Ebenso habe ich (gut versteckt) Bilder davon, wie ich nachher ausgesehen habe. Grün-blau-schwarze Blutergüsse ab Taille bis Zehen. Das wäre mal eine andere Werbung!

Ich erhielt eine Vollnarkose. Nach der OP war ich, nur Gott weiß wie, in einen Komprimieranzug (wie ein Taucheranzug) gezwängt worden. Dank Katheter muss ich noch nicht aufs Klo, doch ich rinne aus allen Löchern. Die Löcher hatten die Ärzte zuvor gemacht, um mit Kanülen in mir herumzustochern. Als ich erwache, liege ich auf einer Heizdecke. Heizkissen überall. Trotzdem, mein Körper schlottert und zittert und vibriert. Ich bin unterkühlt worden, um den Blutverlust gering zu halten. Die nächsten sechs Wochen muss ich im Taucheranzug verbringen! Es ist Sommer…! Ich werde den Taucheranzug noch lieben lernen. Sobald ich versuche, ihn mir abzustreifen, verursacht das nicht nur hässliche Schmerzen, sondern gibt mir das Gefühl auseinanderzufallen. Entsetzlich, einfach nur entsetzlich! Noch viele Wochen später spüre ich beim Drücken auf meine Bauchgegend ein Gefühl, wie wenn man mit Amalgam-Füllungen auf Silberpapier beißt.

Der grausame ‹Spass› hat gute 12 800 Franken gekostet, und ich fühle eine Art ‹Verpflichtung›, dankbar zu sein. Etwa fünf Tage nach dem Eingriff habe ich zu Hause einen Heulkrampf, ich ertrage die Schmerzen fast nicht. Bin ja nur blau und geschwollen und kann es nicht einmal jemandem sagen. Alles ist wund, mein Körper und irgendwie auch meine Seele. Ich brauche wohl nicht noch zu erwähnen, dass sich innerhalb von zwei Jahren die alte Figur, die ich vor der Operation hatte, mit all den unliebsamen Zonen zurückmeldete.»

Die nächste Geschichte ist die von Eva, eine erfolgreiche Journalistin, die zeigt, wie sie sich zusätzlich zu den zu verarbeitenden äußerst beschwerlichen und schmerzhaften Lebensumständen weitere körperliche Schäden zufügte:

«Mit 23 Jahren lernte ich meinen ersten Freund kennen. Ich wollte so schnell wie möglich mit ihm zusammenziehen, um der Platznot in unserer Familienwohnung zu entkommen. Die Beziehung entpuppte sich rasch als Fehlschlag, ja mehr noch: Es war die Hölle. Mein Freund trank – was mir vorher gar nicht aufgefallen war. Die Beschimpfungen, mit denen er mich ständig übergoss, waren kaum auszuhalten. Ich wusste nicht mehr ein noch aus, zurück in meine Familie konnte ich nicht mehr, ich stand mitten in meinem Studium und wollte nicht klein beigeben. Ich rauchte anderthalb Päckchen Zigaretten pro Tag, das gab mir den Kick um durchzuhalten. Glücklicherweise gelang mir das, ich schloss mein Studium ab und bekam sogar eine Stelle. Dann trennte ich mich und hörte auf zu rauchen, gleichzeitig nahm ich acht Kilo zu. Ich begann wieder zu rauchen und nahm wieder ab. Dieses Spiel wiederholte sich einige Male. Dann hatte ich Probleme mit meinem rechten Bein. Verdacht auf Knochenkrebs. Untersuchungen. Abklärungen. Ungewissheit. Angst. Gleichzeitig wollte ich abnehmen. Dann endlich Entwarnung, kein Krebs. Aber Krankenhausaufenthalt, Operation, viel liegen, viele Medikamente. Hinterher ein halbes Jahr an Krücken, gleichzeitig Diät und weitere Gewichtszunahme. Ich durfte auch keine Sportart mehr betreiben, bei der Sturzgefahr besteht, nur noch Schwimmen. Ich wurde immer dicker und getraute mich auch nicht mehr ins Schwimmbad. Dann starb meine Mutter. Ich gab ihr das Versprechen, mich um Vater zu kümmern, der hinterher wieder heiratete und sehr unglücklich wurde. Gleichzeitig lernte ich meinen Mann kennen, ich pendelte ständig zwischen meinem Wohnort und demjenigen meines Vaters hin und her, immerhin 250 Kilometer Entfernung, ich war wie ein Hamster im Rad, an allen Fronten war ich tätig, ich nahm weiterhin zu, dazwischen folgten Crash-Diäten. Dann hörte ich von einem Wundermittel, das man in Pulverform zu sich nimmt. Ich ernährte mich ausschließlich von diesem Pulver und innerhalb von drei Monaten hatte ich 25 Kilo abgenommen. Ich war überglücklich. Nie mehr würde ich in die alte Falle hineingeraten. Nie mehr! Das schwor ich mir. Dann erkrankte meine beste Freundin an Brustkrebs. Ich kümmerte mich um sie, bis sie starb. Zwei Monate später erkrankte meine Schwiegermutter ebenfalls an Brustkrebs. Ich war wieder viel unterwegs. In all dieser Hektik vergaß ich, das Pulver einzunehmen, und aß einfach, was mir so unter die Augen kam. Das Resultat war verheerend: Ich hatte innerhalb kurzer Zeit 36 Kilo zugenommen. Und ich war voll von Selbstverachtung. Aber ich dachte auch, irgendwann muss mit diesem Wahnsinn einfach mal Schluss sein. So ging es dann weiter bis zum heutigen Tag, strenge Null-Diäten, Gewicht verlieren, hinterher wieder zunehmen. Ich bin irgendwie am Ende der Fahnenstange angekommen und kann einfach nicht mehr.»

Und Mira berichtete: «Ich habe früh geheiratet. Mit knapp 18 das erste Mal und mit 20 bereits das zweite Mal. Die zweite Ehe dauerte 18 Jahre. In dieser Zeit wurde ich fast täglich verbal verletzt. Mein Mann vermittelte mir deutlich, dass er sich meiner schämte. Ich habe zwei Kinder geboren und kam in der zweiten Schwangerschaft auf 120 Kilo. Eines Tages schaute ich mich entgeistert und ganz befremdet im Spiegel an. Wer blickte mich da so leer an? Es war ein Mensch, eine mir völlig unbekannte Frau. Nur ein Gefäß, eine Hülle. Ich fing an zu begreifen, dass ich diese Person nicht kannte. Ich hatte mich buchstäblich verloren. Ich kümmerte mich stets um andere und war mir selbst dabei verloren gegangen. Und mir wurde klar: Ich musste etwas ändern.

Zuerst begann ich, mich mit mentalen Methoden zu beschäftigen. Dann ließ ich mich ärztlich mit Medikamenten begleiten. Ich habe in neun Monaten 30 Kilo abgenommen und nach zwei Jahren waren es knapp über 40 Kilo. Dies blieb nicht ohne Folgen. Meine Oberweite befand sich danach zwei Stockwerke tiefer, und dabei war ich doch erst 28 Jahre jung. Hinzu kam, dass die überflüssige Haut am Bauch wie ein leerer Sack herunterhing. Zwar war ich schlank, trug Größe 38/40, aber ich war nicht glücklich. Der Arzt hat mir eine Bauchplastik empfohlen. Ich suchte einen Chirurgen auf, welcher mich schon zu Beginn der Beratung fragte, ob ich denn nicht die Brüste auch wieder dort haben wolle, wo sie vorher gewesen waren. Aber sicher, klar doch wollte ich das. Ich hatte zwar große Angst, aber trotzdem wünschte ich einen raschen Termin, damit mich der Mut nicht verlassen würde. So war ich dann nach kurzer Zeit total ‹renoviert›.

Die Schmerzen von der Bauchplastik hielten Wochen an. Die Brüste waren beim Verlassen des Spitals schon schmerzlos. Es war herrlich, und ich habe mir geschworen: Nie wieder würde ich dies zulassen, so viel zuzunehmen, mich so gehen zu lassen! Ich hielt mich immer noch streng an eine Diät, aber mir wurde vermehrt schwindlig, ich sah Sterne vor den Augen, und meine Hände wie auch die Füße wurden kalt. Die Durchblutung war nicht mehr so gut, und ich fühlte mich zeitweise ganz schwach. Hinterher habe ich über 20 Kilogramm zugenommen, die Selbstvorwürfe könnt ihr euch ja sicher denken. Ich versuchte, mit Appetitzüglern immer wieder abzunehmen, so ging es auf und ab, bis zum heutigen Tag, und ich habe nur einen Wunsch: raus aus diesem peinigenden Kreislauf.

Gerne würde ich ein Gleichgewicht halten, ich wäre auch durchaus einverstanden, eine XL-Lady zu sein. Denn eigentlich war ich doch ganz zufrieden damals mit mir, bevor ein Arzt in der Pubertät mich anders haben wollte! Eines aber ist mir inzwischen klar geworden, ich werde zukünftig auf meine eigene innere Stimme hören!»

Mir fiel dabei ganz zufällig ein, wie ich selbst während einer Vortragstournee durch Deutschland hungerte, nullfastete, im Flugzeug tafelten alle um mich herum, nein danke, sagte ich tapfer, nur ein Glas Wasser bitte, vor jedem Auftritt half ich mir mit einer Tasse schwarzem Kaffee nach, um nicht einfach zusammenzuklappen, nein, es gibt nichts, bist ja schon dick genug, willst du denn noch dicker werden, sagte ich mir, Einladungen ablehnen, nach meinem Vortrag noch mit anderen zusammensitzen, sie essen eine Pizza, bestellen sich ein Pilzrisotto oder ein Hühnchen, alle um mich herum essen, es duftet köstlich, nein danke, für mich nur einen Tee oder ein Glas Wasser, das genügt, frühstücken im Hotel, bitte eine fettfreie Bouillon, nein, nichts dazu, nur noch einen Kaffee ohne Milch und Zucker. Eine Woche hielt ich durch, meine Vorträge hielt ich so freudig wie es ging, zwischendurch saß ich im Hotel auf dem Bett und fragte mich, ob sich das alles wohl lohnt, und ich hatte alle Hände voll zu tun, vor Gram nicht zusammenzubrechen und loszuheulen. Nach dieser Woche Selbstmisshandlung kam ich zurück, stolz über diesen Erfolg, nichts gegessen zu haben, aber als ich mich auf die Waage stellte und sah, dass ich lediglich drei Kilo abgenommen hatte statt den erhofften zehn, schrumpfte meine Selbstachtung unter den Nullpunkt, und ich machte mir Vorwürfe, ob ich eventuell auch noch auf die Bouillon am Morgen hätte verzichten sollen. Ich muss wohl nicht erwähnen, dass die abgehungerten Kilos in der nächsten Woche, eh ich mich versah, schon wieder zurück waren, und das Gewicht stieg hinterher nochmals um weitere fünf an.

Die Foltergeschichten sind erschütternd. Wir hören uns gegenseitig zu, begleiten uns in das Horrorland der Selbsterniedrigung und des Selbsthasses. Mir wird klar, dass es nicht einfach geht zu sagen, ach, Schwamm drüber, habe mich getäuscht, nun wird alles anders. Nun geht es vor allem darum, den vielen erlittenen Kränkungen nachzugehen, die wir uns in beinahe verbrecherischer Weise selbst zugefügt hatten, die Demütigungen aufzudecken, der Folter einen Namen zu geben, Misshandlungen zu benennen und es dabei auszuhalten, dass wir es selbst waren, die den Krieg gegen uns geführt hatten.

Wer sich einer Diät unterzieht ist bereit, gegen seine eigene Körperintelligenz anzutreten, ist bereit, irgendeiner hirnrissigen Theorie blind zu folgen, die irgendjemand am Schreibtisch ausgedacht hat und die möglicherweise noch nie getestet worden ist.

Nur, der Körper lässt sich nicht manipulieren! Wir können ihm schon diktieren, er solle die nächsten 14 Tage auf die Atmung verzichten, wir können willentlich für einige Sekunden den Atem anhalten, aber dann holt sich der Körper das, was er zum Überleben braucht, und kümmert sich nicht um unser Diktat. Wir können uns auch befehlen, auf Nahrung zu verzichten, es funktioniert für einige Zeit, aber plötzlich überfällt uns der Heißhunger, und wir landen in einem Fressanfall. So gesehen sind Fressattacken durchaus vernünftige Reaktionen des Körpers, sich gegen eine Diätdiktatur zur Wehr zu setzen.

Die Natur folgt ihren eigenen Gesetzen. Und statt sich darüber hinwegsetzen zu wollen, wäre es sinnvoller, sich danach zu richten. Wenn Tiere krank sind, verweigern sie die Nahrungsaufnahme und verkriechen sich. Oder sie suchen sich genau das Kraut heraus, das ihnen gut tut. Da funkt kein Gedanke dazwischen, dass dieses oder jenes jetzt besser wäre. Unser Schäferhund Brutus erkrankte an Krebs. Alle medizinischen Maßnahmen versagten, und wir machten uns schon innerlich darauf gefasst, dass wir uns bald von ihm verabschieden müssten. Eines Tages entwickelte er ein besonderes Interesse an rohen Karotten und wollte unbedingt eine davon haben. Seither meldet er mir mehrmals pro Tag sein Bedürfnis nach einer Karotte, er steht solange vor dem Kühlschrank, bis er eine bekommen hat. Er frisst von seinem sonst üblichen Futter um vieles weniger und ergänzt es durch Karotten. Er lebt noch immer, und wir freuen uns sehr darüber.

Von Tieren auf Menschen schließen zu wollen ist ja ziemlich fragwürdig. Aber auch wenn die Ergebnisse nicht einfach eins zu eins übertragbar sind, lohnt es sich dennoch, Vorgänge in der Natur zu beobachten und darüber nachzudenken. Irgendwann waren wir ebenso ganz und gar mit unserer natürlichen Körperintelligenz verbunden und spürten, was uns gut tat. Als Säuglinge schrien wir einfach unbekümmert drauf los, wenn uns etwas fehlte oder uns etwas störte, ob es den uns betreuenden Bezugspersonen passte oder nicht. Wir gaben damit einem Unwohlsein Ausdruck und wollten, dass sich das veränderte. Mit der Zeit lernten wir, dass es Unzeiten gibt, einem Bedürfnis Ausdruck zu verleihen. Und früher oder später lernten wir auch, dass unserer eigenen Wahrnehmung nicht zu trauen war. Vielleicht hatten wir bereits bestimmte Abneigungen oder Vorlieben für Nahrungsmittel entwickelt, und wenn die Eltern bereits durch die

Gehirnwäsche von Diäten und Ratgebern für gesunde Ernährung geschädigt waren, dann haben sie uns das ausgeredet, was wir so deutlich spürten. Der heutige Trend, bereits Schulkinder auf Diät zu setzen, ist deshalb sehr fragwürdig. Somit lernen sie im frühen Kindesalter, sich von der eigenen Körperintelligenz loszusagen.

Ich kann mich noch gut erinnern, wie ich jedes Mal vor Ekel losheulte, wenn Fleisch auf den Mittagstisch kam. Gott sei Dank aufgrund unserer finanziellen Notlage nicht allzu oft, aber sonntags musste ich damit rechnen. Man redete mir gut zu, wie gesund das sei, so ein Stück eines toten Tieres zu essen, was mir schon damals nicht einleuchten wollte. Ich kenne kein Kind, dem beim Anblick eines Eichhörnchens das Wasser im Mund zusammenläuft und das Lust bekommt, hineinzubeißen. Ebenso bei anderen Tieren. Von meiner Neigung her war ich wohl eher auf Rohkost eingestellt. Die meiste Freizeit verbrachte ich in unserem großen Garten, einem kleinen Paradies. Da gab es eine Schaukel, auf der ich stundenlang hin und herwippte, eine riesengroße Steinplatte, auf der ich Rollschuhkünste ausprobierte, eine Gartenlaube, wo wir Kinder in der Sommerzeit Spiele machten, eine lauschige Sitzgruppe unter einem Birnbaum, Liegestühle zwischen Sträuchern und so weiter. Wir Kinder spielten nach Herzenslust, dazwischen holte ich mir ein Kohlräbchen und aß es genüsslich, oder ich grub Karotten und Radieschen aus der Erde und verspeiste sie, ebenso erfreute mich je nach Saison der Genuss von Birnen, Äpfeln, Mirabellen, Pflaumen und Pfirsichen, Brombeeren, Stachelbeeren, Johannisbeeren, Erdbeeren. Ich verpflegte mich rund ums Jahr mit dem, was da wuchs, und es war einfach herrlich. Dazwischen aber wurde ich zu Tisch gerufen, und weil ich ja schon satt war, wollte ich nichts mehr essen. Dann kam die große Standpauke, der Mensch müsse zwischendurch auch mal was «Rechtes» essen, also etwas Gekochtes, und könne nicht einfach so von rohem Zeug leben. Auch das leuchtete mir nicht ein. Aber ich gewöhnte mir die herrlichen Kohlräbchen ab, gewöhnte mich an ein Essen, das durch Gefrier-, Koch- und andere industrielle Eingriffe mehrere «Veredelungs- stadien» hinter sich hatte und zu einer neuen Substanz zusammengemanscht worden war.

Und mit dieser Umgewöhnung hatte ich sämtliche Signale meines Körpers, der mir gemeldet hatte, was für mich gut war, erfolgreich abgewürgt und für die nächsten Jahrzehnte zum Schweigen gebracht.

Auch andere Frauen erzählten, wie es zu dem Prozess, dem eigenen Körper nicht mehr zu vertrauen, gekommen war. Lara zum Beispiel berichtete, wie sie gegen einen Onkel eine große Abneigung empfand. Sie wusste nicht, ob es damit zusammenhing, dass die ganze Familie in sei- ner Abwesenheit schlecht von ihm sprach, oder weil sie ihn einfach nicht leiden konnte. Wenn der Onkel kam und sie ihm die Hand nicht geben wollte, wurde sie zurechtge- wiesen, doch dem lieben Onkel Samuel lieb das Händchen zu geben. Sie sei ziemlich durcheinander geraten. Was sollte sie glauben? Ihrer Abneigung vertrauen, die ja die ganze Familie heimlich mit ihr teilte? Oder einfach: Au- gen zu und durch. Lernen, die inneren Stimmen zu über- hören, so zu tun, als ob sie nicht da wären, ist jedenfalls eine gute Vorbereitung darauf, sich allmählich von sich selbst abzukoppeln, um schließlich eines Tages nicht mehr spüren zu können, was das Richtige für einen ist.

Nina bekam einen Wutanfall, als ihr bewusst wurde, dass sie der neuen Frau ihres Vaters immer schön freundlich begegnen sollte. Dabei hasste sie diese, ja: «Sie war auf meiner Hassliste an erster Stelle – diese blöde Kuh. Zudem hatte sie meinen Vater finanziell ruiniert, und der hat es zuerst nicht einmal bemerkt. Erst hinterher. Aber da war es bereits zu spät.»

Wir durchforsteten alle Biografien und untersuchten sie anhand der Frage: Gab es Situationen, in denen wir gelernt haben, nicht auf uns zu hören? Niemand konnte sagen: Ich blieb mir eigentlich immer treu. Nein, wir alle waren Großmeisterinnen darin, uns an fremde Regeln anzupassen, mehr auf andere zu hören und uns selbst zu vernachlässigen. Diese Grundhaltung zeigte sich auch in einem bestimmten Kommunikationsmuster: Wir alle können besser Ja als Nein sagen. Wir sagen auch dann noch Ja, wenn wir eigentlich Nein sagen wollten. Eine gute Bekannte fragt zum Beispiel: «Könntest du für mich während meines Urlaubs die Katze füttern?», und bevor wir darüber nachdenken, welche Umstände das für uns mit sich bringt, sagen wir: «Aber selbstverständlich!», und erst hinterher realisieren wir, welchen Aufwand wir damit auf uns nehmen. Wir haben einfach nicht bedacht, dass die Katze zwar in derselben Stadt wohnt, es aber trotzdem einen Zeitaufwand von mindestens 45 Autominuten bedeutet, sie zu versorgen – bei guten Verkehrsverhältnissen.

Jetzt wird auch klar, weshalb Übergewichtige für Freundschaften sehr tauglich sind: Sie vergessen sich, nehmen ihre eigenen Bedürfnisse kaum noch wahr und sind jederzeit bereit, die Wünsche anderer Menschen über ihre eigenen zu stellen.

Und somit landeten wir wieder bei der Ausgangsfrage: Wie können wir lernen, auf uns selbst zu hören? Als Erstes müssen wir uns um unseren Körper mit den zahlreichen, uns selbst zugefügten Kriegsverletzungen kümmern, indem wir beginnen, darüber zu reden. Dabei flossen viele Tränen, und eine Frage tauchte immer wieder auf: Wie kann ich das, was ich mir selbst angetan habe, jemals wieder gutmachen? Aber wir erlebten auch, wie gut es uns tat, darüber zu sprechen und von anderen verstanden zu werden. Deshalb beschlossen wir, dass jede sich nochmals schreibend ans Werk machen und versuchen sollte, die Erlebnisse aus sich herauszuschreiben. So führten wir über Wochen den Austausch über das geschützte Forum im Internet weiter. Durch die Berichte der anderen Frauen angeregt, meldeten sich immer wieder längst vergessene Erfahrungen. Und so geschah es, dass unverhofft nochmals uralte Bilder der Selbstkränkung und Selbstverleugnung auftauchten und wir uns an die damit auch verbundenen Kränkungen durch andere erinnerten.

So schmerzhaft dieser Prozess für uns alle war, hat er uns doch geholfen, vieles aus uns herauszukristallisieren und schließlich zu verarbeiten. Eines war uns allen klar: In dieser Phase durfte geklagt, gejammert und geweint werden. Aber wir lehnten es ab, darin steckenzubleiben und uns die nächsten Jahre als Opfer zu verstehen. Wir wollten die Verantwortung für uns selbst in die Hand nehmen und miteinander durch das Jammertal der Selbstverleugnung schreiten und alles durcharbeiten, um hinterher in die Zukunft zu blicken.

5.

Vertrag gegen Selbstmisshandlung

Von da an wimmelte es von Kränkungsberichten, die Erzählungen von Selbstmisshandlungen wollten nicht enden.

Sabine berichtete: «Ich habe die ganze Nacht durchgeheult. Ich bin entsetzt über mich selbst. Wie konnte ich mir das alles antun! Ich war einst ein schlankes, wunderschönes Mädchen und habe alles darangesetzt, mich zu verunstalten.» Regula stand wie unter Schock: «Mir fehlen die Worte. Ich muss mein ganzes Denksystem umbauen, ich dachte immer, ich sei so disziplinlos und mein Fett sei nun die gerechte Strafe. Nun allmählich dämmert mir es, ich bin viel zu diszipliniert gewesen, als dass ich die Diätprogramme kritisch hinterfragt hätte. Ich bin auf einen großen Schwindel hereingefallen und bin den Anweisungen blind gefolgt. Ich bin wütend und traurig zugleich, dass ich mich über all die Jahre so verarschen ließ.» Fiona ging etwas freundlicher mit sich um: «Ich nehme mich selbst in den Arm und sage zu mir, du hast es zwar gut gemeint, hast dein Bestes gegeben und all deinen Willen zusammengekratzt. Aber du hast dabei nicht auf dich geachtet, sondern bist einfach fremden Ratschlägen und Diktaten gefolgt und hast dabei dich selbst und deine eigene Denkfähigkeit vergessen.»

Nun gerieten wir in eine neue Gefahrenzone, die vielen Frauen sehr vertraut ist, nämlich die der Selbstbeschuldigung und der damit verbundenen Selbstentwertung. Sätze wie, «ich war ja so blöd und bin einfach einer brunzdummen Diät auf den Leim gekrochen», oder «ich war so doof und bin auf diesen Schwindel mitsamt den teuren Zusatzprodukten hereingefallen», kennen viele von uns auswendig. Um nicht in der nächsten Abwärtsspirale zu landen, war es wichtig, die immensen Bemühungen, die wir alle erbracht hatten, anzuerkennen. Ja, mehr noch. Wir wollten die damit verbundenen Leistungen würdigen. Schließlich ist es kein Pappenstiel, für eine ganze Familie zu kochen und dabei selbst auf dem Trockenen zu hocken. Oder mit zusammengebissenen Zähnen eine verdammt schmerzhafte Operation über sich ergehen zu lassen, hinterher in einem luftundurchlässigen Taucheranzug bei sommerlicher Hitze zu stecken und das alles ohne Murren durchzustehen. Oder sich ständig um andere Menschen, die krank sind, zu kümmern, ihnen Beistand zu leisten und alles sowohl emotional als auch zeitlich zu bewältigen. Oder in einer toxischen Beziehung zu überleben, sich von einem Ehemann ständig sagen zu lassen, man sei zu dick, er schäme sich. Das sind große Leistungen, die von einer ungeheuerlichen Durchhaltekraft und Selbstbeherrschung zeugen. Denn das soll mir doch mal einer von diesen braun gebrannten, artifiziell lächelnden Diätfanatikern nachmachen: eine geschlagene

Woche auf einer Vortragstournee herumzutouren, Vorträge zu halten, Interviews zu geben und dazwischen in einer Talkshow noch ein paar Sätze zu husten, alles ohne zu essen. Und all die anderen, die sich selbst kasteiten, immer mit der Hoffnung vor Augen, ein Ziel zu erreichen, das immer weiter in die Ferne rückte: Da steckt doch eine gigantische Anstrengung dahinter, ein kolossaler Kraftakt, zu vergleichen mit der Besteigung eines Achttausenders ohne Sauerstoffgerät. Alles getragen von einer ungeheuren Durchhaltekraft, von einem unverbrüchlichen Willen und einer kaum noch zu überbietenden Disziplin.

Leider haben wir auf die falsche Karte gesetzt. Wir haben in eine Aktie investiert, die ständig Verluste einfuhr. Und statt uns von der Fehlinvestition zu verabschieden, hielten wir weiter entschlossen daran fest. Und wenn wir erfolglos blieben, haben wir uns noch selbst beschuldigt, es läge eben an unserer Disziplinlosigkeit, und schon waren wir wieder erneut bereit, auf den nächsten Diätgaukler hereinzufallen. Nun aber war es höchste Zeit, endgültig aus diesem Verlustgeschäft auszusteigen. Wir haben dabei nicht nur unsere einst schlanke Figur verloren, sondern darüber hinaus auch noch unsere Selbstachtung eingebüßt. Als Gegenleistung haben wir uns Scham und Trauer eingehandelt.

Glücklicherweise gab es aber noch ein Notprogramm. Irgendwann, oft in letzter Minute, griff unser Körper zur Notbremse. Wir brachen die Diät ab, der Körper holte sich dann, was er brauchte, und weil er derart misshandelt worden war, schlug er zurück, planlos, übermäßig, rächte sich für das Erlittene, und wir landeten in einem Fressanfall. Gott sei Dank, kann man da nur sagen! Aber wir fühlten uns wieder einmal noch elender und warfen uns vor, versagt zu haben.

Aus alledem wird aber auch eines klar: Wir haben etwas Wichtiges gelernt, nämlich Disziplin und Durchhaltewillen. Klar, wir alle sind durch eine harte Schule gegangen und haben gelernt, durchzuhalten und nicht aufzugeben. Ist das nicht ein Kapital, das wir nun nutzen könnten? Wie wäre es, wenn wir unseren Durchhaltewillen nicht mehr dafür verwendeten, schwachsinnigen Anweisungen zu folgen, die gegen uns gerichtet sind? Könnten wir ihn nicht in den Dienst unseres eigenen Wohlbefindens und der Treue zu uns selbst einsetzen?

Als Erstes fertigte jede von uns einen schriftlichen Vertrag an. Darin gaben wir uns selbst das Versprechen, unseren Körper niemals mehr in Kriegsgefechte zu verwickeln, in denen wir gegen uns selbst kämpfen. Also: keine Diäten mehr, keine Abspeckpläne mehr. Das heißt, wir versprachen uns selbst, uns niemals mehr einer Diät zu unterziehen.

Ebenso gaben wir uns das Versprechen, uns solange mit den Kriegsschäden zu beschäftigen, bis die Spur des Kriegstraumas in unserer Seele verheilt wäre. Mit dem Erzählen unserer Kriegsgeschichte haben wir bereits einen Anfang gemacht, aber wir spürten auch, dass es noch ein weiter Weg sein würde, bis für alles, was da in uns an Selbstbeschuldigung, Scham, Wut und Schmerz eingelagert war, eine Sprache gefunden sein würde und wir das Entsetzen darüber, mit welchen Foltermethoden wir gegen uns selbst gearbeitet hatten, einigermaßen verdaut haben würden.

Als Nächstes schlossen wir ein Wiedergutmachungsabkommen. Wir wollten uns für die erlittene Pein entschädigen. Jede überlegte sich, in welcher Form so etwas stattfinden könnte. Dabei fiel uns auf, dass bereits die gedankliche Aktivität, sich nicht mehr als willenlose Versagerin zu beschimpfen, sondern als eine mit besonders großer Willenskraft ausgestattete Frau anzuerkennen, ein besonderes Wohlgefühl auszulösen vermochte. Einige erinnerten sich auch daran, wie sie sich in der negativen Selbstbeurteilung viele Wünsche versagt hatten, nach dem Schema: «Ich bin eh zu fett, das habe ich nicht verdient.». Fiona erzählte sofort: «Na klar, ich wollte mir schon lange eine neue Handtasche kaufen, aber ich sagte mir immer, zuerst abnehmen, dann sehen wir weiter.»

Zudem wollten wir uns mit größter Sorgfalt um uns kümmern und zukünftig mit uns selbst mindestens so achtsam umgehen, wie wir das sonst mit einem Baby oder einer anderen uns nahestehenden Person zu tun pflegten. Wir wollten also vermehrt auf unsere Körpersignale achten, und wir legten einen Eid ab, einen respektvollen Umgang mit uns selbst zu pflegen, auf unsere Wünsche und Bedürfnisse zu achten und uns ernst zu nehmen. Wir wollten wieder unserer Körperintelligenz eine Stimme geben und lernen, auf sie zu hören.

Dieser Vertrag war deshalb wichtig, weil wir alle genau wussten, wie das alte Programm von Selbstkasteiung,

Selbstmisshandlung und Selbstfolter noch in uns nistete, jederzeit bereit, beim leisesten Verdacht auf Gewichtszunahme mit der altbekannten Keule loszuschlagen.

Dazu gehörte auch, uns nicht mehr auf die Waage zu stellen. Einige von uns wogen sich täglich, das heißt, der Tag begann schon einmal mit einer negativen, selbstbeschuldigenden Aktion. Es war nicht für alle ohne weiteres möglich, ganz darauf zu verzichten, zu groß war die Angst, dass ohne Kontrolle ihr Gewicht aus dem Ruder laufen könnte. Aber es war uns auch allen klar, dass wir nur dann lernen konnten, eine bessere Körperwahrnehmung zu erlangen, wenn wir begannen, unsere Aufmerksamkeit konsequent nach innen zu richten und nicht auf die Anzeige der Waage.

Da ich mich ja selbst bereits seit Jahrzehnten mit dem Thema Übergewicht befasse, war mir die verheerende Wirkung der Waage längst bekannt. Ich stand mit ihr auf Kriegsfuß, und sie hatte eine ungeheuerliche Macht über mein Leben, und zwar – das sei nebenbei bemerkt – schon zu einem Zeitpunkt, da ich absolut kein Übergewicht zu verzeichnen hatte. Ich stand in einem ständigen Dialog mit der Waage, die mir unbarmherzig zu verstehen gab, so, wie du bist, bist du nicht in Ordnung:

Waage, Waage, sag rasch an,
Wie ich mich heut' fühlen kann.
Geht's mir gut, geht's mir schlecht?
Ist mir kalt, ist mir heiß?
Wer ist die Dickste hier in der Schweiz?

Meist donnerte sie unbarmherzig:

> Hundsmiserabel geht es dir,
> Du bist in der Tat die Fetteste hier!

Oder sie spöttelte verächtlich:

> Was fragst du mich denn immerzu,
> Heut' hast du abgenommen zwar,
> Doch ist vom Film der dickste Star
> Noch tausendmal schlanker als du!

Glücklicherweise wurde ich eines Tages derart wütend, dass ich die Waage auf den Müll warf. Allerdings habe ich mir nach ein paar Wochen wieder eine neue gekauft. Und die Pein begann von neuem.

Bis auf einige Ausnahmen waren wir uns aber alle einig: Sich täglich auf die Waage zu stellen verhindert, die Wahrnehmung für die eigene Befindlichkeit zu schulen.

Dann gab es natürlich auch die altbekannten kritischen Stimmen: «Ist das nicht etwas übertrieben, sich ausschließlich auf sich selbst zu konzentrieren? Werden wir da nicht zu hoffnungslosen Egoistinnen? Wenn wir uns dauernd um unsere eigene Achse drehen, uns unentwegt fragen, was uns gut tut, was wir wollen, was wir nicht wollen, nehmen wir uns dann nicht zu wichtig?»

Solche Fragen sind mir bestens bekannt, sie kommen oft in Diskussionen mit Frauen vor. Wir haben eben eine lange Geschichte der Entwertung und Missachtung hinter uns, das alte Programm nistet bei vielen noch in den Zellen. Schließlich entspricht das Bild einer Frau, die nur für andere da ist und sich dabei selbst vergisst, bis in unsere Zeit hinein dem weiblichen Ideal. Gegen derartige Vorstelllungen ist nur anzugehen, wenn wir unseren eigenen Verstand einschalten und einfach mal nachdenken, dann kommen wir rasch zu anderen Ergebnissen. In allen Menschen, unabhängig vom Geschlecht, schlummern immense Fähigkeiten, die es im Laufe des Lebens zu entfalten und zu entwickeln gilt. Schließlich tragen wir alle die Handschrift einer umfassenden Schöpfungsintelligenz. Vielleicht sind wir eben doch Kinder Gottes, wie es so schön heißt. Falls uns diese Vorstellung zu christlich oder esoterisch erscheinen sollte und nicht mit unserem Weltbild zu vereinbaren ist, können wir uns sicher darauf einigen, dass das menschliche Wesen ein zellulares Wunderwerk ist. Wir können uns also gar nicht wichtig genug nehmen, um alles daran zu setzen, die besten Möglichkeiten aus uns herauszudestillieren. Wenn wir noch einen Schritt weiter gehen und Leben als ein Geschenk auffassen, dann wird es ebenso klar, dass wir es nicht erhalten haben, um es verkümmern zu lassen, sondern um mit größter Sorgfalt und mit Achtsamkeit damit umzugehen. Diese Überlegungen führen ganz automatisch zu einer grundsätzlichen Entscheidung: Entweder bin ich davon überzeugt, dass das menschliche Wesen eine Fehlkonstruktion ist und nur mittels ausgeklügelter Diäten einigermaßen korrigiert werden kann, oder ich gehe davon aus, dass der Mensch ein Wunder ist und deshalb einer höheren Gesetzmäßigkeit untersteht.

Wir haben uns entschieden und sind davon überzeugt, dass jede Diät je nach Weltanschauung eine Attacke entweder auf den Schöpfungsplan oder auf das zellulare Wunderwerk ist. Mit jeder diätischen Maßnahme unterstellen wir uns einen Grunddefekt, der lediglich mit menschlicher Schlauheit und List behoben werden kann. Jedes Schlankheitsprogramm, mit welchem wir Korrekturen an unserem Körperbild vornehmen wollen, hebelt die eigene Körperintelligenz aus. Jede Selbstentwertung ist letztlich ein frevelhafter Versuch, den Sinn und das Wunder des menschlichen Daseins ernsthaft in Frage zu stellen.

Deshalb gibt es nur eine in sich geschlossene Lebensperspektive: das Beste aus sich herauszudestillieren. Dies aber ist nur möglich, wenn ich mit mir in Kontakt bin, mich sorgfältig wahrnehme und für mich sorge.

6.

Freundschaft mit sich selbst

Obwohl wir alle fest entschlossen waren, endlich
Schluss mit der Selbstmisshandlung zu machen, konnten
wir uns nicht vorstellen, welche Schwierigkeiten noch vor
uns lagen. Mit der vertraglichen Abmachung, uns selbst
mit größter Sorgfalt und mit Wohlwollen zu behandeln,
stießen wir auf ein uns allen altbekanntes Muster und entdeckten eine tief in uns eingegrabene Ablehnung uns
selbst gegenüber, ja, wir könnten es durchaus auch als
Selbsthass bezeichnen. Wir hatten ja unseren Körper, sogar als wir noch schlank waren, nicht akzeptiert! Und
nun wollten wir das Wunder vollbringen, Ja zu unseren
Körperformen zu sagen, obwohl diese objektiv nicht mehr
unseren ästhetischen Vorstellungen entsprachen. Wir fanden unseren Körper hässlich, fühlten uns verunstaltet und
wollten das verhasste Fett so schnell wie möglich loswerden – und zwar für immer. Es war ein Gefühl, als wenn
etwas ekelhaft Dreckiges an uns klebte, von dem wir uns
möglichst rasch befreien wollten.

Und das funktioniert eben nicht auf Anhieb – im
Gegenteil. Einige Frauen erzählten sehr eindrücklich, je

größer der Hass auf eine bestimmte Körperstelle sei, um so mehr klammerte sie sich fest. Eigentlich ist dieser Vorgang einleuchtend, auch wenn er noch so viel Pein verursacht. Es gibt eben psychische Gesetzmäßigkeiten, die lassen sich nun mal nicht wegtricksen. Wenn wir etwas loswerden wollen, sollten wir es zuerst einmal als etwas, das zu uns gehört, wahrnehmen und akzeptieren, dass es da ist, und es in uns aufnehmen. Erst dann wird es möglich sein, es wieder loszuwerden. Schließlich muss man zuerst etwas haben, bevor man sich davon verabschieden kann. Das heißt also, wir sollten uns zuerst mit unserem Körper, in welche Form auch immer er sich entwickelt hat, anfreunden und ihn uns eingemeinden.

Wir waren uns einig, dass dieser Prozess eine äußerst anspruchsvolle Zusammenarbeit und eine intensive Auseinandersetzung voraussetzte. Wir entschieden, dass wir uns über mehrere verlängerte Wochenenden treffen würden mit dem Ziel, dass jede Frau die Körperstelle benannte, die zu akzeptieren ihr besondere Mühe machte. Bei den einen waren es die Oberschenkel, bei anderen die Hüften oder die Oberarme, vor allem aber war es der Bauch, der Unbehagen auslöste. Aber es gab auch einige Frauen, die ihrem gesamten Körper eine tief verwurzelte Feindseligkeit entgegenbrachten.

Beim nächsten Schritt versuchten wir dann, jede der Frauen eine freundschaftliche Erfahrung mit dem von ihr abgelehnten Körperteil machen zu lassen. Als erste kam Susanna an die Reihe. Sie zog sich bis auf Schlüpfer und BH aus, legte sich in die Mitte auf den Boden und erzählte uns, welche Stellen sie besonders hasste. Bei ihr waren es vor allem der Bauch und die hinter einem dicken Schwimmring verlorene Taille, die sie beklagte. Wir saßen im Kreis um sie herum und legten unsere Hände an die von ihr beschriebenen Körperstellen. Unsere Berührungen lösten bei ihr ein heftiges Weinen aus. Ich weiß nicht mehr, wie lange, aber ich glaube, wir saßen einige Zeit da, ohne zu sprechen, mit unseren Händen auf ihrem Körper. Zugleich stellte sich eine Rückkoppelung auf die eigene Selbstwahrnehmung ein. Wir stellten fest, dass es für uns einfacher war, mit Susannas Schwimmring liebevoll umzugehen, als mit unseren eigenen ungeliebten Körperstellen. Die Zuwendung, die wir Susanna zuteil werden ließen, war gleichzeitig eine Übung, uns auf Körperbereiche einzulassen, die wir an uns selbst nicht mögen. Wenn ich Susannas Schwimmring mag – so die Überlegung –, dann ist der Weg zu mir und meinem eigenen Schwimmring nicht mehr so weit. Wir lernten also über die wohlwollenden Gefühle, die wir für eine andere Frau empfanden, eine Annäherung an uns selbst.

Dass wir diese Funktion nicht an einen Liebespartner delegieren können, ist wohl klar, denn vor ihm wären wir bemüht, uns möglichst von der attraktiven Seite zu zeigen – was bedeuten würde: Bauch einziehen und ihn so gut wie möglich kaschieren, und damit würden wir in einer neuen Falle landen. Auch ein Partner, der durchaus liebevoll mit unseren von uns ungeliebten Stellen umzugehen weiß, hätte wohl nicht die gewünschte Wirkung. Wenn eine Frau erlebt, dass der Partner sich ausgerechnet in die etwas stämmigen Oberschenkel verliebt hat, gerät sie in eine gefährliche Abhängigkeit. Und es wäre für sie zum Beispiel sehr schwierig, sich von ihm zu trennen, wenn eines Tages die Beziehung für sie nicht mehr stimmig ist. Eine Trennung aber würde bedeuten, dass sie auch die liebende Zuwendung für ihre Oberschenkel verliert, und weil sie wahrscheinlich sowieso das Gefühl hat, nie mehr einen Mann zu finden, würde sie eventuell länger ausharren, als für sie gut und sinnvoll ist.

Jede Frau kam an die Reihe. Nicht bei allen lösten unsere Berührungen Schmerz aus wie bei Susanna, bei einigen führten sie zu einem regelrechten Wutausbruch, und wir mussten unsere Hände schnell wieder wegnehmen. Aber bei allen kam es zu einem inneren Erdbeben, längst eingefrorene Gefühle tauten auf und brachen sich Bahn. Das Eindrücklichste aber war wohl, dass alle Frauen ähnliche Erfahrungen gemacht hatten: Durch die liebevolle Berührung war ihnen plötzlich klar geworden, wie feindselig und abwertend sie sich gegenüber ihrem eigenen Körper verhalten hatten, und wir erinnerten uns sofort an die Metapher der bösen Stiefmutter im Märchen.

In dem Zusammenhang sprachen wir auch darüber, wie Mütter von behinderten Kindern oft genau zu diesem Kind eine besondere Hinwendung und Liebe entwickeln, und wie weit wir davon entfernt waren, mit unserem Körper, der nicht dem Schönheitsideal entsprach, liebevoll umzugehen. Wir verglichen uns eher mit Müttern, die versuchten, ein etwas schwierigeres Kind vor der Öffentlichkeit zu verleugnen. Und weil wir das alle bereits über Jahre oder gar Jahrzehnte hin praktiziert hatten, war uns auch bewusst, dass mit einer einzigen Aktion dieses Programm nicht einfach gelöscht sein würde. Als Nächstes vereinbarten wir, dass sich jede von uns eine besonders liebevolle und ihr freundschaftlich gesinnte Person auswählen sollte, von der sie wusste, dass sie mit der abgelehnten Körperstelle liebevoll umgehen würde. Bei einigen war dies die beste Freundin, andere wählten sich auch in der Gruppe jemanden aus. Die Aufgabe bestand nun darin, regelmäßig diese Person aufzusuchen, mit ihr über diese Körperstelle zu sprechen und sie zu bitten, ihre Hände liebevoll daraufzulegen. Diese Treffen sollten so lange weitergeführt werden, bis jede von uns in der Lage sein würde, einen freundschaftlichen Umgang mit sich selbst zu pflegen.

Nein, das sind keine lustigen und unterhaltsamen Psychospielchen, vielmehr werden damit tiefgreifende Prozesse ausgelöst, die es ermöglichen, sich über das Wohlwollen einer anderen Person mit sich selbst wieder zu versöhnen und sich mit sich anzufreunden.

In der Regel übernimmt die beste Freundin ohnehin ganz unbewusst diese Position. Sie ist stets daran interessiert, dass wir uns nicht untreu werden, dass wir uns nicht in Selbsthass verstricken, sie ist es, die sich freut, wenn es uns gutgeht, wenn uns etwas gut gelungen ist. Selbstverständlich basiert diese Haltung auf Gegenseitigkeit. Von zehn Frauen haben neun eine beste Freundin und damit eine hervorragende Möglichkeit, von ihr zu lernen, freundschaftlich mit sich selbst umzugehen.

Während unserer Zusammenarbeit kamen wir dann auch zu dem Schluss, dass es wohl eine lebenslange Entwicklung sein würde, sich immer wieder darin zu üben, wohlwollend sich selbst gegenüber zu sein. Wir Frauen stehen ohnehin vor der Herausforderung, mit dem Älterwerden und den damit verbundenen körperlichen Veränderungen in einer Weise umzugehen, dass wir nicht in einer Selbstentwertungsspirale enden. Und da rund um uns herum das Hohelied von der ewigen Jugend geflötet wird, ist es nicht einfach zu lernen, zu sich zu stehen, mit seinem eigenen Alterungsprozess einen respektvollen Umgang zu pflegen. Da kann es schon sein, dass uns ein bissiger Wind ins Gesicht weht, wenn wir darüber lesen, dass ein älterer Herr sich von seiner gleichaltrigen Ehepartnerin verabschiedet hat, um eine Jüngere zu nehmen. Und es geht kein Empörungsaufschrei durch die Gesellschaft, sondern es wird stillschweigend toleriert und akzeptiert, das heißt, es wird als völlig normal gewertet.

Wir schwimmen also mit unserem Bemühen um Selbstachtung – auch im Älterwerden – gegen den Strom. Und wer gegen den Strom schwimmt, braucht eben Seilschaften, also Freundinnen, die begleiten und unterstützen.

Die in der Gruppe gemachten Erfahrungen lehrten uns auch, uns bei uns selbst zu entschuldigen. Wir haben uns so lange mit Selbstbeschimpfungen zugeschüttet, mit Selbstvorwürfen überhäuft, uns selbst befehdet, dass wir uns immer noch weiter von uns selbst entfernt haben. Jetzt aber wollten wir wieder zu uns und zu unserer inneren Orientierung zurückfinden, wollten uns wieder von unserer eigenen Körperintelligenz leiten lassen.

7.

Die verlorenen Wünsche

Die Hinwendung zu uns selbst und die intensive Aufmerksamkeit, mit uns selbst fürsorglich umzugehen, führte uns ganz automatisch zur nächsten Frage: Wie gehen wir mit unseren Essbedürfnissen eigentlich um?

Und da packte uns bei den Erzählungen und Schilderungen gelegentlich das nackte Grauen:

«Ich esse den ganzen Tag kaum was, ich komme eigentlich nicht dazu, es geht in der Praxis (Anwaltspraxis) rund, und ich kann es mir einfach nicht leisten, eine Pause zu machen. Ein Termin jagt den anderen, ich komme kaum dazu, auf die Toilette zu gehen, dazwischen rasch eine Tasse Kaffee, um die Mittagszeit richtet meine Sekretärin ein paar handliche Brötchen, da packe ich mir dann im Vorbeigehen eines, vielleicht später noch ein weiteres, und dann sitze ich essend am Computer oder studiere Akten. Ganz schlimm ist es, wenn morgens Verhandlungen sind, die gehen dann meist bis in die Mittagsstunden hinein, wenn ich dann gegen 15 Uhr in der Praxis erscheine, haben in der Regel meine Mitarbeiterinnen alle Brötchen schon verspeist, ist auch in Ordnung so, und ich denke, es ist ja schon Mittag gewesen, ich bin eh zu dick, ganz gut, dass es keine Brötchen mehr gibt, so ein Tag ohne Brötchen kann mir nur guttun, und ich gieße dann mehrere Espressos in mich hinein, und so komme ich ganz gut über die Runden und fühle mich dabei richtig schwungvoll und wohl; auf dem Heimweg erledige ich dann noch per Handy im Auto all die Telefonate, für die ich während des Tages keine Zeit hatte. Dann bin ich mit mir so richtig zufrieden und denke, ich habe alles geschafft, was ich mir heute vorgenommen habe, und vielleicht habe ich auch ein paar Gramm abgenommen, weil ich ja keine Brötchen gegessen habe. Aber wenn ich dann die Haustüre hinter mir schließe, ist es, als ob sämtliche Energien aus mir herausrinnen, ich klappe beinahe zusammen und wanke zielsicher zum Kühlschrank. Eigentlich hätte ich wahnsinnig gerne ein Maxi-Vanilleeis am Stiel, was ich mir aber verbiete, denn, denke ich, das hat viel zu viel Kalorien, ich will mir doch das eingesparte Brötchen am Mittag nicht mit einem Schlag zunichte machen, stattdessen greife ich nach einem Vanillejoghurt, ich denke, das wird keine gravierenden Folgen nach sich ziehen und mich die Zeit bis zum Abendessen überbrücken lassen; aber wenn ich ihn dann verspeise, ist es, als ob ich an mir vorbei esse, ich spüre nichts, es schmeckt nach nichts; dann mache ich mich hinter den Käse, so eine dünne Scheibe, denke ich, kann ja nichts schaden, aber weil ich eigentlich nicht mitbekomme, dass ich esse, werden aus den dünnen Scheibchen immer dickere, doch ich bin immer noch nicht satt, schließlich lande ich bei den

Süßigkeiten, und zum Schluss esse ich dann doch noch das Maxi-Eis – oder gar zwei. Aber von Essvergnügen keine Spur, ich weiß zwar, ich esse nun mein Lieblingseis, aber ich kann es nicht schmecken. Wie ich mich hinterher fühle, muss ich euch ja wohl nicht sagen: elend. Und zwar in zweifacher Hinsicht. Erstens denke ich: Was bin ich doch für ein disziplinloses Bündel Mensch, ein Sucht- haufen, ja, eigentlich eine Schlampe, die immer dicker werden wird und immer noch nicht zur Vernunft kommt. Zweitens aber fühle ich mich auch körperlich schlecht, ich habe das Gefühl, mein Bauch hätte sich zu einem Ballon aufgebläht, mir ist übel, meine Augen brennen, und meine Energie ist total im Eimer. Am liebsten möchte ich ins Bett gehen, ich bin hundemüde. Aber da mein Mann bald kommt, möchte ich das Abendbrot richten, und weil auch er sich über Mittag nur mit Brötchen ver- pflegt hat, koche ich abends ein richtiges Essen. Dann stehe ich am Herd und bereite das liebloseste Essen zu, das man sich vorstellen kann, mir widersteht alles, so dass ich mich zwingen muss zu kosten. Dann habe ich wieder große Schuldgefühle meinem Mann gegenüber, sage mir, das ist einfach nicht in Ordnung, wie du deinen Mann behandelst, schließlich hat er den ganzen Tag eben- falls hart gearbeitet und hat ein anständiges Abendessen verdient. Irgendwann sitze ich dann mit meinem Mann am Tisch, stochere in meinem Teller herum, warum isst du denn nichts, fragt mein Mann, dann sage ich, aber ich esse doch, und ich esse einfach, um nicht auch noch Erklärungen abgeben zu müssen. Hinterher hilft er mir, die Küche aufzuräumen, was ich sehr schätze und was mich noch mit weiteren Schuldgefühlen belegt. Dann gehe ich ins Bett, sinke todmüde in die Kissen und denke, einfach nur noch schlafen und an nichts mehr denken. So geht es oft, klar, nicht jeden Tag, aber doch zwei- bis dreimal die Woche. Inzwischen habe ich 20 Kilo Übergewicht. Und das Ungerechteste an der Sache ist, dass alle denken, die frisst sich genüsslich durch die Abende.»

Tina nickte betroffen: «Kommt mir sehr bekannt vor, ist ja meine Geschichte nur mit dem Unterschied, ich sitze nicht an einem Computer oder am Schreibtisch, sondern stehe im Friseursalon, hetze von einer Kundin zur nächsten und bin sehr darum bemüht, dass sie sich wohlfühlt, frage freundlich, ob ich ihr etwas zu trinken anbieten darf, frage, ob sie noch andere Illustrierten haben möchte, erkundige mich, ob sie bequem sitzt und so weiter, während ich selbst mein eigenes Wohlbefinden völlig vergesse und kaum dazwischen etwas esse und trinke, bist ja eh schon viel zu dick, denke ich. Aber am Abend kommt dann der Fressanfall.»

Alexandra berichtet kurz und knapp: «Seit die Kinder aus dem Haus sind, herrscht in meiner Küche reduzierter Winterdienst: Ich koche für mich nicht mehr, das lohnt sich einfach nicht. Ich verpflege mich mit dem, was mir so zwischen die Zähne kommt. In einem Jahr habe ich immerhin acht Kilo zugelegt. Wenn das so weitergeht ...»

Und eine Hausfrau, Mutter von drei Kindern, erzählt: «Bei mir läuft alles den ganzen Tag im grünen Bereich. Gesund. Biologisch und sehr diszipliniert. Ich weiss alles über Ernährung, achte peinlich darauf, meist bin ich ohnehin mit einer Diät beschäftigt. Aber zwischendurch, es ist, wie wenn sich eine fremde Macht meiner bewältigt, sind alle selbst aufgerichteten Schranken wie weggeblasen. Es herrscht die totale Anarchie. Ich esse alles, was ich mir verboten habe. Kreuz und quer. In Unmengen. Hinterher kommt die große Reue, und ich unterziehe mich einer noch strengeren Kontrolle – bis zum nächsten Mal. So kann es nicht weitergehen.»

«Nein, ich kann mit Fressanfällen nicht dienen», erzählt uns Carla, «ich kann nicht einmal sagen, dass ich mich während den Mahlzeiten überesse. Aber ich bin den ganzen Tag dabei, Süßigkeiten zu naschen. Ich führe deshalb auch immer etwas mit mir, aber das absolut Perverse ist, dass ich das, was ich esse, nicht einmal genießen kann, schlimmer noch, es ist, wie wenn die Süßigkeiten an mir vorbeiziehen oder durch mich hindurchfallen und ich eigentlich nichts davon habe, außer einem schlechten Gewissen und wieder ein paar Pfunden mehr. Von Genuss kann keine Rede sein.» Sie zieht aus ihrer Tasche mindestens drei verschiedene Schokoladen, zwei Riegel und eine Tüte Caramels. »Ich weiss schon, dass ich mein Übergewicht den Süßigkeiten zu verdanken habe, aber ich komme irgendwie nicht davon weg. Es ist wie eine Sucht, ich will eigentlich nicht, aber ich muss einfach. Irgendetwas treibt mich dazu. Zugegeben, das macht mir manchmal auch Angst, weil ich mich ausgeliefert fühle und mich nicht mehr kontrollieren kann. Würde ich aber die Süßigkeiten nicht essen, würde ich wohl zusammenklappen.» Für einige aus der Gruppe war dieses Problem nicht neu, und auch ich selbst kenne mich damit bestens aus.

Wir protokollierten sämtliche Berichte und ich untersuchte sie nach Gemeinsamkeiten. Und die waren sehr beeindruckend und aufschlussreich:

1. Alle Frauen gehen mit ihren Essbedürfnissen stiefmütterlich um oder zeigen sogar ernsthafte Anzeichen von sträflicher Verwahrlosung bis hin zur Misshandlung (Nahrungsentzug).
2. Sie überhören eisern ihre Körpersignale und diktieren sich ein Programm, dem sie sich strikt zu unterziehen bereit sind.
3. Essen bedeutet für sie nicht Genuss, sondern ist der Versuch, sich Energie zu verschaffen und durchzuhalten.
4. Aus Schuld und Scham besteht der Selbstentwertungscocktail von Übergewichtigen. Wie in einer Endlosschlaufe wiederholen sie ständig: – ich will abnehmen – ich unterwerfe mich einer Diät – der Körper befreit sich aus der Misshandlung und holt sich all das Verbotene, als Entschädigung meist im Übermaß – das Gewicht steigt – ich will abnehmen – ich unterwerfe mich...

Uns war klar geworden, dass wir uns mit diesen Verhaltensweisen immer weiter von der Fähigkeit zur guten Ernährung entfernt hatten. Und so schien es uns das Nächstliegende zu sein, zu lernen, wieder auf unsere Essbedürfnisse zu achten.

Auch das war leichter gesagt als getan. Wer sich im Umgang mit sich selbst angewöhnt hat, die eigenen Bedürfnisse zu überspielen, muss viel Geduld aufbringen, hinter den vielen aufeinander gestapelten rationalen Argumenten, die gegen die Befriedigung eines bestimmten Essbedürfnisses vorgebracht werden, die wahren Wünsche zu entdecken.

Eines wurde uns aber sehr schnell bewusst: Die vielen durchlittenen Diäten mitsamt den jeweiligen Theorien hatten in uns eine gedankliche Verwüstung angerichtet, die uns derart irritiert, dass wir nur mit grösster Mühe die Spur zu unseren wahren Wünschen wiederfinden können. Wir hatten nicht nur erhebliche Mühe, unsere Essenswünsche zu erkennen, sondern darüber hinaus stellten wir auch noch fest, dass wir grundsätzlich nicht auf unsere wahren Wünsche und Bedürfnisse achteten, sondern uns blitzschnell auf die jeweiligen Situationen einstellten und uns entsprechend anpassten.

Deshalb beschlossen wir, in einem speziellen Wunschtagebuch alles aufzuzeichnen, was sich an Wünschen in uns meldete. Bei einigen tauchten die abgeschobenen Wünsche unverzüglich wieder auf, bei anderen hatten sie sich in die hinterste Ecke verkrochen und machten sich nur noch getarnt als bittere Bemerkungen oder bissige Kritik bemerkbar.

Wir benötigen jedenfalls eine Engelsgeduld, um alledem nachzuspüren und uns damit auseinanderzusetzen.

8.

Frauenbilder

Unsere Geduld hat sich gelohnt. Wir stellten nicht nur fest, wie schwierig es für uns war, herauszufinden, was wir essen wollten. Wir mussten darüber hinaus erkennen, dass wir sogar die Fähigkeit, Durst zu spüren, verloren hatten. Mehr noch, wir waren alle nicht in der Lage, zwischen Hunger, Durst und Müdigkeit zu unterscheiden:

Wenn wir müde und erschöpft sind, essen wir. Und weil wir hinterher immer noch müde sind, essen wir noch mehr. Wenn wir durstig sind, essen wir. Und weil wir damit den Durst nicht löschen, essen wir noch mehr. Und durch diese fatale Fehlinterpretation führen wir uns mehr Nahrung zu, als wir verwerten können, und lagern das Zuviel in Form von Fettfalten ab.

Und da wir bereits unsere Psychogramme auf neurotische Muster untersucht und dabei festgestellt hatten – schließlich waren einige von uns in diesem Metier als Psychologinnen und Psychotherapeutinnen beruflich tätig –, dass Übergewichtige nicht weniger und nicht mehr frühkindliche Schäden davongetragen haben als unsere normalgewichtigen Mitschwestern, konnten wir keinen grundsätzlichen psychischen Defekt für unser Essverhalten verantwortlich machen. Aber es hatte den Anschein, als ob wir uns dennoch durch eine bestimmte Verhaltensnorm auszeichneten. Welches Bild von uns als Frau hatten wir verinnerlicht? Wir verfssten über uns selbst einen Werbespot, und da wurde sehr deutlich, welchem Bild wir nacheiferten.

Lara: «Ich bin absolut wetterfest, hagelsicher und geländegängig.»

Susanna: «Auch wenn der Wind mir pustet ins Gesicht, fall ich nicht um, hab schließlich mein Gewicht.»

Eva: «Ich bin die Mutter Teresa vom Dienst.»

Mira: «Mein Markenzeichen: Mit mir kann man Pferde stehlen – selbst wenn ich am Stock gehe.»

Auch bei den anderen Aussagen über sich selbst kam heraus, dass die Frauen dazu neigten, ihre eigene Befindlichkeit zu ignorieren. Frauen trotzen jedem Unwetter, sie werden niemals müde, schlaffen nie ab, sind auch stark in unzumutbaren Verhältnissen und Situationen, überlebenstapfer, beißen auf die Zähne, sind absolut verlässlich und letztlich schusssicher. Dass sie dabei nicht auch noch auf ihr eigenes Wohlergehen achten können, ist klar. Schließlich sind sie stets darauf bedacht, den Bedürfnissen anderer gerecht zu werden, und dabei geraten sie selbst leicht unter die Räder.

Christina illustriert, welchen Unbilden sie die Stirn zu bieten hat: Um 6 Uhr 15 aufstehen, für die ganze Familie Mittagsproviant zubereiten, dann um 7 Uhr Kinder und Mann wecken, Frühstück zubereiten, Kinder verabschieden, Küche aufräumen, noch rasch Wäsche in die Waschmaschine, Mann geht mit dem 7-Uhr-40-Bus, sie nimmt den um 7 Uhr 50. Um 8 Uhr 20 im Betrieb, sie leitet eine Filiale mit sechs Angestellten, nonstop eingespannt sein in tausend Dinge aller Art, um 1 Uhr Mittagspause, 30 Minuten, in dieser Zeit Telefonat mit den Kindern, ob alles in Ordnung ist, sie isst etwas, getrunken wird nichts, sie hat keinen Durst, später nimmt sie einen Kaffee zum Aufputschen, dann geht es weiter bis 18 Uhr 30. Sie hat keine Ahnung, ob sie müde ist, ob sie Durst hat, sie weiß nur eins: durchhalten, notfalls, wenn die Energien nachlassen, mit Süßigkeiten nachhelfen.

Alleinerziehende können ebenfalls ein spezielles Liedchen von der Missachtung ihrer eigenen Bedürfnisse pfeifen: Auch wenn sie ihren Alltag und die damit verbundenen Lasten (oft mit zu wenig Geld) meistern, sind sie häufig darum bemüht, ihren Kindern eine frohe Mutter vorzuführen, sie lächeln auch dann liebevoll ihrem Nachwuchs zu, wenn ihnen das Wasser bis zum Hals steht. Sie müssen schließlich den Kindern den fehlenden Vater ersetzen oder sie wenigstens dafür etwas entschädigen.

Alexandra, seit drei Jahren geschieden, zwei Kinder, fünf und acht Jahre alt, das ältere behindert. Als sie herausfand, dass ihr Mann ein Verhältnis mit ihrer besten Freundin hatte, ließ sie sich scheiden. Er zog dann bei der Freundin ein, die ebenfalls zwei Kinder im selben Alter hat. Nach der Geburt eines gemeinsamen Kindes hielt er die Besuchswochenenden nicht mehr ein mit dem Hinweis, schließlich sei er jetzt mit der neuen Familie mehr als ausgelastet, das müsse sie doch verstehen. Alexandra hatte keine andere Wahl als zu verstehen und durchzuhalten, sie versuchte ihre Wut und ihre Enttäuschung vor den Kindern zu verbergen, sie darüber hinaus zu trösten, weil diese den Vater sehr vermissten. Dass die Alimente nur gelegentlich eintrafen, versuchte sie mit mehr beruflicher Aktivität auszujonglieren, das aber führte sie in einen Konflikt hinsichtlich der Kinderbetreuung. Sie möchte für die Kinder eine gute Mutter sein, will es so gut wie möglich machen, da ist eben keine Zeit, auch noch an sich selbst zu denken. Zudem hat ihre neue Liebe gerade mal zwei Monate gehalten, sie müsse das eben verstehen, erklärte auch er, das sei für ihn alles viel zu hektisch. Klar verstand sie das. Schließlich versteht sie alles. Nur für sich selbst und ihre Bedürfnisse hatte sie keine Antenne. Oder glaubte, sich solche nicht erlauben zu dürfen. Sie spürte nicht, wenn sie müde war, sie spürte nicht, wenn sie Durst hatte.

Frauen halten durch. Wie auch immer. Sie fordern alles von sich, und oft genug ist alles immer noch zu wenig. Ständig versuchen sie, ihre Leistungsmöglichkeiten zu steigern. Und somit steht das verhängnisvolle Überforderungsprogramm fest. Von Zeit zu Zeit zieht der Körper die Notbremse, steigt aus der Selbstkasteiung aus, überrennt sämtliche selbst auferlegten Zwänge, Diätpläne werden über den Haufen geworfen, und wir fressen dann einfach alles in uns hinein, belasten uns noch mehr, bis wir beinahe vor Müdigkeit umkippen. Sind wir dann derart ausgepumpt, müssen wir uns hinlegen, ob wir wollen oder nicht.

Diese strikte Ignoranz gegenüber den eigenen Bedürfnissen wie Müdigkeit und Durstgefühl konnten wir bei uns allen feststellen, es scheint ein durchgängiges Muster bei Frauen mit Übergewicht zu sein. Obwohl wir theoretisch wissen, dass der Mensch genügend trinken soll – schließlich wird auch in den meisten Diätanleitungen darauf hingewiesen –, lag es uns fern, bei uns selbst darauf zu achten. Zudem fehlte uns eine plausible Erklärung, und die Anweisung mutete eher wie eine zusätzliche Schikane an.

Auch erinnere ich mich an meine Mutter, die mich, wenn ich krank war, stets ermahnte: «Trink viel, Kind trink viel.» Leider wusste ich auch damals nicht, weshalb ich viel trinken sollte. Normalerweise haben Kinder eine gute Wahrnehmung bezüglich ihres Durstbedürfnisses. Kinder trinken in der Regel viel. Aber irgendwann wird es ihnen abgewöhnt, bei Mädchen macht dann bald einmal die Mär die Runde: Trinken mache dick.

Und das führt unweigerlich zu einem weiteren Missverständnis, wie viele Frauen in der Gruppe bestätigten. Klar, Cola macht dick. Gezuckerte Limonaden machen dick. Sie strotzen von Zucker. Aber Wasser macht nicht dick. Und Wasser braucht der Mensch einfach zum Überleben.

Nun wollten wir wissen, wie viel Wasser denn eigentlich gesund ist. Die einen meinten, ein Liter täglich genüge, andere waren der Meinung, mindestens zwei Liter müssten es sein oder gar noch mehr.

Aufgrund unserer Recherchen einigten wir uns bei zweieinhalb Liter täglich. Und damit hatten wir ein neues Problem. Wir überprüften unsere eigenen Trinkgewohnheiten und mussten feststellen, dass niemand von uns auch nur annähernd auf diese Menge kam.

Was aber macht denn der Körper, wenn er ständig unter Wassermangel leidet? Irgendwie muss er ja über die Runden kommen. Inzwischen waren wir mit unseren Erkenntnissen soweit gediehen, dass wir alle davon ausgingen, dass es so etwas wie eine natürliche Körperintelligenz gibt, die autonom und völlig unabhängig vom Verstand funktioniert und deshalb in irgendeiner Weise dafür sorgt, dass ausreichend Flüssigkeit zur Verfügung steht. Wenn der Körper zu wenig Flüssigkeit hat, arbeitet er eigentlich ständig auf dem Notaggregat. Er sendet uns zwar Signale, die wir aber ständig falsch dekodieren.

So, wie wenn am Auto beispielsweise die Öllampe aufleuchtet und wir daraus ableiten, kein Benzin mehr zu haben. Wir tanken Benzin, obwohl der Tank noch voll ist. Wahrscheinlich kämpfen wir alle gegen einen permanenten Flüssigkeitsmangel an, den wir mit fester Nahrung auszugleichen versuchen. Wie fatal! Wie viel Schokoladeeis müssen wir verzehren, um daraus 2,5 Liter Flüssigkeit herauszudestillieren! Und mit dieser Erkenntnis stießen wir eine Tür auf, die bis dahin verschlossen war. Plötzlich erhielt unser unverständliches und selbst schädigendes Essverhalten eine plausible Erklärung. Wir essen nicht zuviel, weil wir unter schwerwiegenden psychischen Störungen leiden, sondern weil wir verlernt haben, auf unsere natürlichen Körperbedürfnisse, wie etwa zu trinken, zu achten. Wir haben uns nach einem völlig falschen Programm ausgerichtet und dabei auch noch verlernt, auf Hunger und Durst zu reagieren.

Wenn wir ständig in einem dehydrierten Zustand sind, müssen wir uns entweder auf der Notfallstation an einen Tropf anschließen lassen, um wieder ausreichend Flüssigkeit zu erhalten, oder uns von einer Speise zur nächsten retten, um etwas von dem zu erhalten, was der Körper dringend benötigt, nämlich Flüssigkeit.

Laura-Maria, 58, Ärztin, wies uns jedoch darauf hin, dass es körperliche Krankheiten gebe, bei denen es schädlich sei, pro Tag 2,5 Liter Wasser zu trinken. So beschlossen wir, jede von uns sollte bis zum nächsten Treffen ihren Hausarzt/ihre Hausärztin konsultiert haben, um abzuklären, wie viel sie trinken dürfe. Bei zwei Frauen, die eine hatte seit der Geburt des zweiten Kindes Nierenbeschwerden, die andere litt unter Herzstörungen, musste die Menge etwas herabgesetzt werden.

Müssen wir so viel trinken? Gibt es eine neue Richtlinie, ein neues Diktat? Doch es wurde uns schnell klar, dass es sich hier nicht um eine Erfindung oder ein neues Konzept handelte, sondern um eine schlichte Tatsache, der Rechnung zu tragen war. Wir brauchen Flüssigkeit! Zudem steht dahinter nicht irgendein wirtschaftliches Interesse, und keiner versucht, uns in irgendeiner Weise ein teures Produkt anzudrehen. Und vielleicht ist ja gerade dieser Aspekt der Grund dafür, dass sich dieses Wissen bis jetzt viel zu wenig durchgesetzt hat: Niemand verdient daran etwas.

Irgendwie hatten wir den Eindruck, das Ei des Kolumbus gefunden zu haben, und so machten wir uns an die Arbeit, mehr über die Bedeutung des Wassers im menschlichen Körper zu erfahren.

9.

Energiequelle Wasser

Je mehr wir in dieses Gebiet vordrangen, um so klarer wurde uns, dass wir auf der richtigen Spur waren. Wasser ist die wichtigste Energiequelle für den menschlichen Körper: «Wasser erzeugt Elektrizität im Zellinnern, über die dann die komplexen Funktionen mit Energie versorgt werden, die Zellen am Leben und funktionsfähig halten», so Batmanghelidj in dem Buch «Die Wasserkur». Und in seinem Buch «Wasser, die gesunde Lösung» erklärt er weiter: «Das zentrale Kontrollsystem des Gehirns erkennt sofort, wenn der Energiespiegel für seine Funktion zu niedrig ist. Auch die Gefühle Durst und Hunger entstehen, wenn der sofort verfügbare Energievorrat zu gering wird. Um Energie aus dem gespeicherten Fett zu mobilisieren, sind hormonale Auslösemechanismen nötig. Das dauert etwas länger (und es ist einige körperliche Aktivität nötig, damit Energie freigesetzt wird) und damit zu lange für die dringenden Bedürfnisse des Gehirns. Das Vorderhirn bekommt seine Energie deshalb entweder aus hydroelektrischen Vorgängen an der Zellmembran oder aus dem Zucker im

Blutkreislauf. Seine funktionalen Bedürfnisse nach Wasser sind besonders dringend – denn nicht nur die Energielieferung, sondern auch das Transportsystem im Mikro-Flusssystem ist von mehr Wasser abhängig. Es wird also gleichzeitig das Gefühl von Durst und Hunger geschaffen, um auf die Grundbedürfnisse des Gehirns aufmerksam zu machen. Wir erkennen das Durstgefühl nicht und halten beide Indikatoren für das Verlangen nach Essen. Wir essen, wenn der Körper Wasser braucht.»

Je mehr wir uns mit diesen Fakten vertraut machten, um so deutlicher wurde uns, welchen verheerenden Irrtümern wir aufgesessen waren. Und wir konnten uns selbst nicht oft genug sagen, dass wir weder mit einem besonderen Suchtgen auf die Welt gekommen waren noch frühkindliche Schäden eingefangen hatten, die unser Essverhalten falsch steuerten, sondern wir hatten einfach verlernt, ausreichend Wasser zu trinken, und befanden uns in einem ständig dehydrierten Zustand. Und mit jeder Diät verschlimmerte sich die Abkoppelung von der Selbstwahrnehmung für die eigene Befindlichkeit.

Ohne uns den faktischen Hintergrund ständig vor Augen zu führen, wären wir wahrscheinlich an der 2,5-Liter-Wasser-Hürde schmählich gescheitert. Der gelegentlich aufblitzende Einwurf, ob wir vielleicht auch hier wieder einer Ente aufsäßen, verstummte allmählich. Die Tatsche, dass hinter dieser Empfehlung weder ein Pharma-Konzern noch ein Nahrungsmittelvertrieb steckten, sondern naturwissenschaftliche Erkenntnisse, entkräftete unsere Widerstände.

Dann machten wir uns an die Arbeit. Wir wollten lernen, pro Tag 2,5 Liter Wasser zu trinken. Und damit handelten wir uns ein neues Problem ein. Über gesüßtes Wasser mussten wir uns nicht allzu lange unterhalten, denn niemand von uns war der Meinung, Zucker sei besonders günstig. Und was die künstlichen Süßstoffe anbelangt, hatten wir selbst einschlägige Erfahrungen gemacht. Keine von uns hatte auch nur ein Gramm abgenommen, weil sie sich mit «Light-Gemachten» und künstlich Gesüßtem ernährte. Im Gegenteil. Einige berichteten, dass es gerade durch die Light-Produkte vermehrt zu Heißhungerattacken gekommen war. Es kommt also nur Wasser, pur, absolut neutral, in Frage.

Am Versuch, die täglich notwendige Menge von 2,5 Liter Wasser zu trinken, scheiterten wir beinahe. Wir tauschten unsere Misserfolge über das Internet auf unserem geschützten Forum aus, das half uns, nicht zu verzweifeln und zu denken: «Klar, nur ich pack es wieder mal nicht.» Lara zum Beispiel behauptete, sie schaffe nicht mehr als drei Gläser Wasser pro Tag, ohne sich zu übergeben, Eva plädierte dafür, Wasser durch Tee, leicht gesüßt mit Zuckerersatz, zu ersetzen, und Fiona kam sogar auf die Idee, 2,5 Liter Cola pro Tag zu trinken, denn das wäre für sie kein Problem. Regula: «Es geht nicht, ich kann doch nicht den ganzen Tag mit einer Wasserflasche herumrennen!» Christine: «Heute gerade mal acht Deziliter geschafft, mehr bringe ich einfach nicht hin!» Alexandra: «Wie stellt ihr euch das eigentlich vor? Wenn ich soviel Wasser trinke, muss ich dauernd auf die Toilette rennen! Das kann es doch nicht sein! Wahrscheinlich hat sich das wieder so jemand ausgedacht, um uns das Leben schwer zu machen.» Aber es gab auch andere Stimmen, allerdings noch ziemlich zaghaft: Mira: «Bin inzwischen bei einem Liter Wasser täglich angekommen. Es ist nicht unangenehm, das muss ich zugeben, ich bin nämlich gezwungen mir zu überlegen, wann und vor allem wie ich dazu komme. Dabei wird mir klar, dass ich mich um mich viel zu wenig gekümmert habe.»

Um nicht wieder in die alte verheerende Zwangsmaßnahme zurückzufallen, Listen zu führen – was wir ja alle von unserer Diät-Odyssee nur zu gut kannten –, versuchte jede für sich, einen geeigneten Weg zu finden. Die meisten von uns mussten sich das Wassertrinken zunächst einmal richtig antrainieren. Wir alle taten uns sehr schwer damit, und es wurden sogar Stimmen laut, die meinten, da sei es noch beinahe einfacher, sich einer Diät zu unterziehen, als ständig die Wasserflasche als Mahnmal vor sich stehen zu haben.

Dennoch: Die Fakten leuchteten uns uneingeschränkt ein, und wir experimentierten, wie es am besten gelingen könnte durchzuhalten. Die einen stellten die pro Tag zu trinkende Wassermenge auf den Küchen- oder Bürotisch, einerseits zur Erinnerung, andererseits als visuelle Messvorrichtung. Andere zogen es vor, den ganzen Tag über schluckweise immer wieder davon zu trinken, wieder andere bevorzugten, direkt vor jeder Mahlzeit zwei große Gläser Wasser zu trinken. Dann stellten wir fest, wie unterschiedlich Wasser schmeckt. Einige waren überzeugt, dass Leitungswasser am besten sei, andere probierten verschiedene Mineralwasser aus, um herauszufinden, welches für sie das angenehmste und geeignete war. Dann spielte die Temperatur des Wassers für die Geschmacksrichtung eine große Rolle. Nicht alle mögen kaltes oder gar gekühltes Wasser, sondern geben leicht temperiertem oder gar heissem Wasser den Vorzug. In unseren Gesprächsgruppen war es mit der Zeit ganz selbstverständlich, dass wir während der Sitzungen stets Wasser in unterschiedlichen Temperaturen zur Verfügung hatten, dazu gehörte auch eine Thermoskanne mit heißem Wasser. Und ich habe mir angewöhnt, jeden Morgen nach dem Aufstehen ein großes Glas heißes Wasser zuzubereiten. Das trinke ich während der Morgentoilette, und bis ich zum Frühstück erscheine, habe ich bereits mindestens vier bis fünf Deziliter Wasser getrunken. Nebenbei bemerkt, fühle ich mich dabei sehr wohl. Und wenn ich auf Reisen dieses Morgenritual nicht abhalten kann, dann fehlt es mir.

Eine ebenfalls große Rolle spielte für uns die Ästhetik. Fiona ging als erste in ein Haushaltgeschäft und kaufte sich einen wunderschönen Wasserkrug und zauberhafte Wassergläser. Sie war davon überzeugt, dass das Wasser völlig anders schmeckt, wenn es vor dem Trinken in einer schönen Behausung ruht. Auch mit diesen Aspekten experimentierten wir, und tatsächlich konnten einige bestätigen, dass Wasser unterschiedliche Duftnoten entwickelt, je nachdem, aus welchem Gefäß es getrunken wird. Interessant war auch festzustellen: Je mehr wir uns mit Wasser beschäftigten, um so näher kamen wir uns und der zentralen Frage: Was tut uns eigentlich gut?

Trotzdem, es wäre glatt gelogen zu behaupten, die Umstellung sei einfach gewesen. Nein, allen bereitete es große Mühe, die vorgegebene Menge von 2,5 Liter Wasser am Tag einzunehmen. Aber wir einigten uns auf die Formel: Es ist noch keine Wassertrinkmeisterin vom Himmel gefallen. Wir wollten uns Zeit lassen und beglückwünschten uns, wenn wir 1,5 Liter geschafft hatten.

Und gerade weil es uns so schwer fiel, erachteten wir es als wichtig, uns die Fakten immer wieder gründlich vor Augen zu halten. Es ist ja interessant, wie rasch etwas in Vergessenheit gerät und wir Gefahr laufen, sofort wieder in die alte Gewohnheit zurückzufallen. Dabei stießen wir nämlich noch auf ein weiteres hochinteressantes Thema, das Basen-Säure-Gleichgewicht.

Die Nahrung, die wir aufnehmen, muss vom Körper verstoffwechselt werden. Es gibt basenbildende und säurebildende Nahrung. Ernähren wir uns aus vorwiegend säurebildenden Nahrungsmitteln, entstehen durch den Stoffwechselprozess ständig Säuren. Werden diese Säuren nicht durch Basen neutralisiert, erzeugen sie eine schädigende Wirkung. Sie können sogar Baustoffe, Substanzen wie Stein und Metall zerstören, Jahrhunderte alte Dome werden zerfressen, Figuren zerstört. Nun konnten wir uns gut vorstellen, welch große Belastung die Übersäuerung für den Körper darstellt. Wenn der Körper die Säuren aber nicht loswird, ist er gezwungen, Sondermülldeponien im Körper anzulegen, um den Organismus möglichst vor der Schädigung durch Säuren zu schützen. Und da Fett die Eigenschaft hat, Gifte zu binden, legen wir entsprechende Fettpolster an.

Wenn wir also übersäuert sind und abnehmen wollen, zum Beispiel mit einer Nulldiät, dann inszenieren wir in unserem Körper einen Kriegsschauplatz von besonderer Art: Verbrennt der Körper das Fett, werden die Säuren frei und schädigen unseren Organismus, weigert er sich, das Fett freizugeben, um den Schaden zu verhindern, bleiben die Fettpolster, und wir sind unglücklich und enttäuscht. Klara rief entsetzt: «Ich fühle mich wie der Reiter, der über den gefrorenen See geritten kam und hinterher feststellte, dass er sich nicht auf sicherem Boden befand, sondern auf einer dünnen Eisschicht, die jederzeit hätte einbrechen können.» Vor diesem Hintergrund ist jeder Versuch, Diät zu halten, ein gefährliches Unternehmen.

Wir informierten uns über säure- und basenbildende sowie neutralisierende Nahrungsmittel. Und weil wir ja alle Diätstrapazierte sind, wissen wir, dass wir mit Vorgaben und Verboten vorsichtig umzugehen haben. Einige bekamen bereits einen Wutanfall, bevor sie sich die Basen- und Säurelisten angeschaut hatten. «Also doch», schrie Nina gereizt, «wieder nach Listen und Vorschriften leben müssen, da mache ich einfach nicht mit», und sie drohte gar, aus der Gruppe auszusteigen. Wir hatten alle mit uns selbst einen Vertrag geschlossen, uns niemals mehr einer Diät zu unterziehen, und nun stand wieder so eine drohende Liste im Raum. Auch für mich kam es nicht mehr in Frage, mich irgendwelchen Regeln zu unterziehen, irgendwie bin ich bereits derart geschädigt, dass allein der Gedanke an verbotene Nahrungsmittel genügt, um unverzüglich eine Fressattacke auszulösen.

Als nächstes erforschten wir die Möglichkeiten, das Säure-Basen-Gleichgewicht zu erreichen, ohne wieder zu diäten. Was für uns alle ebenfalls nicht in Frage kam, waren teure Produkte aus dem Nahrungsmittelergänzungs-Sekten-Vertrieb. Mit deren groß angelegten Vertriebsnetzen, getarnt als Weiterbildungs- und Vortragsveranstaltungen, hatten bereits einige ihre Erfahrungen gemacht. Da werden in einem ausgeklügelten Marketing-Bonus-System Produkte über die Verbraucher, die gleichzeitig auch Verkäufer sind, verkauft. Die Verbraucher/Verkäufer, die sich Vorträge von irgendwelchen eingekauften abgehalfterten Professoren anhören, die nicht selten aus Amerika eingeflogen werden, glauben sich dadurch zu legitimieren, dass sie sich als Berater und Beraterinnen bezeichnen. Und wenn ein bestimmter Umsatz erreicht worden ist, steigt die Beratungsperson in den Status eines Supervisors auf. Dann folgt die Bewirtschaftung des gesamten Familien-, Freundes-, Bekannten- und Berufsumfeldes, das heißt, jeder und jede wird auf die gesundheitliche Dringlichkeit hin, Nahrungsmittelergänzung zu kaufen und zu schlucken, bearbeitet. So entstehen ganze Verkaufsketten auf privater Basis, die Hersteller freuen sich, und private Beziehungen werden geschädigt, da sie ständig missbraucht werden. Jede Drogerie und Apotheke verfügt über mehrere Basenmittel, die sehr nützlich und preiswert sind. Ebenso gibt es dort Messstreifen, mit denen völlig problemlos der Säure-Basen-Grad im Urin gemessen werden kann.

Mit diesen Erkenntnissen ausgerüstet, hatten wir viel zu tun. Und mit der Beschäftigung damit kümmerten wir uns gleichzeitig um unser lange vernachlässigtes Wohlbefinden. Wir kehrten allmählich zu uns selbst zurück, und dabei rückte das Gewicht immer stärker in den Hintergrund. Wir wollten nur eines: zurückfinden zu unserem inneren Gleichgewicht.

10.

Morgendämmerung

Nachdem wir nun wussten, wie wichtig es ist, Wasser zu trinken, stellten sich die ersten positiven Erfahrungen ein. Wir fühlten uns mit einem Schlag aus der demütigenden Rolle der disziplinlosen Übergewichtigen erlöst. Im Gegenteil, wir begannen unser Übergewicht sogar als gesundes Zeichen unseres Körpers zu verstehen, der sich wehrt und sich mit allen Mitteln bemüht, trotz schlechter Behandlung irgendwie über die Runden zu kommen und dabei so wenig wie möglich Schaden zu erleiden. Die Beschäftigung mit dem Wassertrinken hatte zur Folge, dass wir begannen, mit größter Sorgfalt unsere Haltung und Achtsamkeit uns selbst gegenüber zu erforschen, und uns sehr viel mehr bemühten, für unser Wohl zu sorgen. Es war uns längst allen klar geworden, dass wir nur auf diese Weise wieder zu einem inneren Gleichgewicht zurückfinden würden.

Wir stellten fest, dass regelmäßiges Wassertrinken unser Wohlbefinden erheblich zu steigern vermochte. Zudem begannen wir, Durstgefühle wieder wahrzuneh-

men, und statt einfach etwas Essbares in uns hineinzustopfen, tranken wir Wasser.

Der Focus veränderte sich. Wir wollten nicht mehr
einfach Gewicht verlieren, sondern vor allem ins Gleichgewicht kommen.

Da unsere Aufmerksamkeit sich voll auf das Trinken
von Wasser konzentrierte, geriet das Essen etwas in den
Hintergrund, und wir begannen, Hunger, Durst und
Müdigkeit unterscheiden zu lernen. Das war nicht einfach,
aber allmählich erahnten wir, dass dieses schale Gefühl
nachmittags um 15 Uhr mit Müdigkeit und nichts mit
Hunger und dem Bedürfnis nach Süßem zu tun hatte,
sondern mit der Missachtung unserer körperlichen Bedürfnisse nach etwas Ruhe. Einige von uns konnten es
sich sogar leisten, sich nach dem Mittagessen 20 Minuten
für ein kleines Mittagsschläfchen hinzulegen. Weil aber
übergewichtige Frauen ohnehin nach dem Programm
leben, immer durchzuhalten und niemals zusammenzubrechen, mussten einige regelrecht mit sich selbst kämpfen, bis sie soweit waren, sich diese Ruhepause zu gönnen.
Lara erzählte: «Mein Mann macht das schon immer. Er
legt sich einfach nach dem Mittagessen hin. Und weil es
auch schon mein Vater so machte, während meine Mutter
die Küche aufräumte, habe ich diese Angewohnheit einfach so übernommen und das Bild eingeprägt, wenn Männer müde sind, legen sie sich hin, und Frauen sind einfach
nicht müde, sondern räumen die Küche auf. Während ich
es für meinen Mann durchaus als gerechtfertigt ansah,
war es für mich kein Thema. Aber jetzt bin ich auf den
Geschmack gekommen, es kann sogar sein, dass ich eine

geschlagene Stunde schlafe.» Auch die anderen Frauen erzählten von ähnlichen Schwierigkeiten, sich selbst eine Ruhepause zu gestatten.

Die intensive Beschäftigung mit diesen Themen sowie die ständige Auseinandersetzung über unser Internet-Forum brachten es mit sich, dass wir allmählich freundlicher, wohlwollender und fürsorglicher mit uns selbst umgingen. Unsere Rechtsanwältin lernte, statt sich mit Brötchen durch die Mittagspause zu futtern, während sie Akten studierte, den Schreibtisch zu verlassen und sich in die gemütliche Lounge zu setzen, die sie für ihre Mitarbeiterinnen eingerichtet hatte. Selbstverständlich hat sie auf ihrem Schreibtisch stets einen schönen Wasserkrug stehen. Sie läßt sich sogar regelmäßig vom Thailänder um die Ecke ihre Lieblingsspeisen bringen, abwechselnd «Grüner Kokos-Curry mit Riesenkrevetten» und «Chili-Gerichte». Um vier legt sie nochmals eine Pause ein und isst genüsslich eine Banane (basisch!), das Abendessen bereitet sie alternierend mit ihrem Mann zu, der sich sofort zu dieser Zusammenarbeit bereit erklärte. Und wenn sie Lust auf ein Vanilleeis bekommt, isst sie es. Und da sie weder in einem dehydrierten Zustand ist noch sich selbst sträflich mit Nahrungsentzug misshandelt, genügt ihr eine normale Portion.

Sonja kocht sich zwar nicht jeden Tag, aber jeden zweiten, dazwischen geht sie zu ihrer Schwester zum Mittagessen, die zwei Häuser weiter wohnt. Aber wenn sie für sich kocht, überlegte sie sich gut, auf was sie nun Lust hat. Es ist einfach Schluss damit, irgendwelche Lebensmittel, die zufällig da sind, in sich hineinzustopfen.

Und was das Bemühen, das Säure-Basen-Gleichge-wicht herzustellen, anbetraf, erlebten wir alle mehr oder weniger so etwas wie ein kleines Wunder. Klar waren wir alle übersäuert! Nachdem wir regelmäßig mit einem Basenmittel dafür sorgten, dass die Säuren aus unserem Körper abtransportiert wurden, stieg das Wohlbefinden rapid an. Wir fühlten uns plötzlich sehr viel wohler in un-serem Körper, Mira sagte sogar: «Ich fühle mich sauwohl, so dass ich mich final mit der Grösse 46 sogar anfreunden könnte. Irgendwie bin ich inzwischen gerne mit mir zu-sammen!»

Wie aber stand es mit unserem Gewicht? Sonja er-schien freudestrahlend eines Tages in der Gruppe und verkündete: «Mädels, seit ich regelmäßig Wasser trinke, habe ich drei Kilo abgenommen!» Nach dieser Mitteilung war die Hölle los.

Susanna pflaumte wie aus der Pistole geschossen zu-rück: «Mich interessiert nicht, ob du abgenommen hast, sondern wie es dir geht, wie du dich fühlst!»

Und Alexandra war empört: «Ach, wie nett, sollen wir uns nun alle wieder auf die Waage stellen und unser Gewicht in Listen eintragen? Mit mir nicht!»

Und Susanna setzte drauf: «Geh doch gleich zu den Weight-Watchers und lass dich abwiegen und in Tüten abfüllen!»

Uns allen wurde nun klar: Hier war niemand mehr bereit, sich auf die Waage zu stellen. Wir wollten alle lernen, unser Wohlgefühl von innen her wahrzunehmen und es uns nicht mehr von außen diktieren zu lassen.

Soviel stand für alle fest: Unser Versprechen, nicht

mehr auf die Waage zu hören, wollten wir einhalten. Aber wir fragten uns schon, wie wir denn herausfinden könnten, ob wir trotz unseren Erkenntnissen nicht einfach weiterhin Gewicht zulegten und irgendwann nicht mehr zur Türe hinauskämen?

Wir kamen überein, dass die größte Sicherheit für uns darin läge, uns in der Körperwahrnehmung zu schulen und zu lernen, ständig mit großer Achtsamkeit unserer Körperbefindlichkeit nachzuspüren.

So durchforsteten wir jedes Körpersegment und versuchten wahrzunehmen, wie es sich anfühlte und vor allem, ob es irgendwelche Anzeichen von Einengung gab. Dies war zunächst ziemlich problematisch. Eva zum Beispiel maulte: «Wie soll ich meine Taille wahrnehmen, wenn ich gar keine habe?» Nina knirschte genervt: «Was, meine Schenkel spüren? Das soll wohl ein Witz sein. Ich stecke in einem luftundurchlässigen bis zu den Knien reichenden hautfarbenen Formschlüpfer, um die Reiterhosen zusammenzuhalten!» Und Fiona witzelte sarkastisch: «Ich bin in einem Bodyformingspezialkorsett Grösse 48 eingeschlossen und bin froh, wenn ich möglichst wenig von mir spüre», während sich Christina darüber freute, unter einem weiten Zelt zu wohnen: «Es hat auch Vorteile, wenn sich die Konturen verwischen, ich habe mich längst von der frauenverachtenden Unterwäsche verabschiedet.»

Wie können wir uns denn wahrnehmen, wie können wir auf unsere Körperempfindungen achten, wenn wir alles daran setzen, möglichst wenig von uns zu spüren! Klar, wir zwängten uns alle mehr oder weniger in unsere formspendenden Schlüpfer, die den Po, die Hüften, die Oberschenkel und den Bauch wenigstens einigermaßen zusammenhielten. Die meisten von uns hatten ohnehin Übung darin, in schlecht sitzender Unterwäsche zu leben, mit BH-Trägern, die einschneiden, zu engen Schlüpfern, die rote juckende Stellen hinterlassen. Aber auch diejenigen, die in unförmigen Zelten ein etwas befreiteres Dasein fristeten, vermittelten nicht den Eindruck von Wohlsein.

Und damit landeten wir beim nächsten Thema: Übergewicht und Bekleidung, insbesondere Unterwäsche. Und so harmlos dies klingen mag, so entscheidend war die Auseinandersetzung damit.

11.

Ballast abwerfen

Wir waren überrascht. Warum hatten wir den Aspekt der Unterwäschebekleidung nicht schon viel früher ins Visier genommen? Wie können wir freundlich und liebevoll mit uns selbst umgehen, wenn wir uns in derartige Abscheulichkeiten stecken? Es gab für uns nur eine einzige Erklärung: Wir waren schon so sehr daran gewöhnt, dass es irgendwo kneift, zwickt, einengt und scheuert, dass wir glaubten, es gehöre einfach dazu und wir uns damit abfinden müssten. Das bedeutete aber auch, dass wir uns an den Zustand des Sich-nicht-Wohlfühlens in unseren Kleidern gewöhnt hatten.

Als erstes nahmen wir also unsere Unterwäsche unter die Lupe. Wir wollten zu Hause alles ausmisten, was uns nicht ein ausgesprochenes Wohlgefühl beim Tragen vermittelte. Die aussortierten Modelle brachten wir in die Gruppe zurück, warfen sie alle zusammen auf einen Haufen und staunten nicht wenig, was da zusammenkam. Es sah aus wie eine Lumpensammlung, denn die Schlüpfer, BHs und Boddys und andere vermeintliche Formwunder waren zum Teil derart verwaschen und unappetitlich anzusehen, dass uns das blanke Entsetzen packte. Obwohl sich sehr viele Teile in einem derart ausgeleierten Zustand befanden, dass sie wohl den ursprünglich zugedachten Dienst des Formgebens nicht mehr versehen konnten, ließen sich die Eigentümerinnen sehr eindrücklich über deren Ungastlichkeit aus. Dann stopften wir kurz entschlossen alles in einen großen dunkelgrauen Müllsack.

Und weil wir gerade beim Ausmisten waren, wollten wir auch mal sehen, in welchen Schuhen wir unsere Füße lagerten. Da sah es zwar etwas besser aus. Immerhin steckten einige von uns in durchaus bequemem Schuhwerk. Andere aber hausten nach traditionellem Schönheitsideal in Modellen, die den Beinen eine etwas verlängerte Optik bescheren sollten, aber dabei weit davon entfernt waren, unseren Füßen ein Wohlgefühl zu vermitteln und uns vor allem dazu zu ermuntern, freudig und leichten Fußes flink wie ein Wiesel treppauf treppab zu eilen.

Bewegung! Ohnehin Martyrium für alle Übergewichtigen. Ihr müsst euch halt mehr bewegen und nicht mit eurem fetten Arsch einfach sitzen oder liegen, unkt es mahnend allerorten! Das ist schneller gesagt als getan. Wie sollen wir Freude und Lust daran haben, in einen beengenden Schlüpfer einbetoniert, der uns beinahe die Luft zum Atmen raubt, und in ungastlichen Schuhen leichtfüßig und trillernd durch den Morgen zu hüpfen! Der Zusammenhang wurde uns unverzüglich klar: Um sich freudig zu bewegen, darf die wohl in jedem Menschen ursprünglich angelegte Bewegungsfreude nicht behindert werden. Und deshalb bestand nun die Aufgabe darin, sämtliche Schuhe auf ihren Komfort hin zu überprüfen und sich von jenen Modellen zu trennen, die lediglich hübsch anzusehen waren, aber nicht zu freudigen Unternehmungen zu Fuß einluden.

Die übrige Bekleidung nahmen wir ebenfalls unter die Lupe. Ach ja, die zeltartigen Überhänger oder anderes grossräumig Genähtes für Übergrössen, ohnehin Ausbund an Lieblosigkeit, sie waren mir schon immer ein Dorn im Auge. Die meisten von uns steckten in irgendwelchen notdürftig kaschierenden unzumutbaren Modellen: Hosen mit Dehnbund, um den Bauch darin zu verstecken, die je nachdem an den Oberschenkeln beinahe auseinanderplatzten oder schlotternd herunterhingen; da gab es monströse Röcke, die beim Sitzen rutschten und beim Gehen an den Strumpfhosen klebten, hässliche Shirts, die eher wie Lumpen aussahen denn wie ernst zu nehmende Kleidungsstücke. Ein trauriges Kapitel! Hier einige Aussagen: «Ich würde so gerne wieder einmal was Schönes tragen, so wie früher – damals, als ich dachte, ich sei zu dick, und eine wundervolle Figur hatte! Aber nun, ich schau mir die Mode schon gar nicht mehr an, aus abgrundtiefer, trauriger Wut.»

«Bei mir ist es umgekehrt, ich schaue mir sämtliche Modekataloge an, immer wieder neu hoffend, dass auch mal etwas in meiner Größe dabei wäre, leider werde ich immer wieder enttäuscht. Was mir gefällt, gibt es nicht in meiner Größe. Und was es in meiner Größe gibt, gefällt mir nicht.»

«Ich bin, obwohl erst 34 Jahre alt, bereits in der Gelassenheitszone einer 80-Jährigen angelangt. Ich schaue mir immer die Mode mit dem Kettenhundblick an, der genau weiß, alles ist nur für andere da. Man könnte es auch Resignation nennen.»

Etwa zu dem Zeitpunkt, als wir in der Gruppe dieses Thema bearbeiteten, begegnete ich auf einem großen Frauenkongress einer Modedesignerin. Ich beobachtete ihre Kreationen, die mir außerordentlich gut gefielen, schon lange, besonders aber die Materialien, die sie verarbeitete, begeisterten mich. Alles in fließendem, flaumweichem, dehnbarem Jersey, wunderschön, von hauchdünn bis flanellwarm. Leider hörte ihre Kollektion bei Grösse 42 auf. Sie sprach mich an und fragte mich, ob ich nicht Lust hätte, mit meinem eigenen Erfahrungshintergrund mit ihr zusammen Modelle für größere Größen zu entwickeln. Ich musste nicht lange nachdenken, sondern war sofort dafür zu haben, da ich mir seit Jahren meine eigene Garderobe nach einem bestimmten System zusammenstelle und mich oft genug darüber ärgere, wie wenig Wissen über optische Möglichkeiten in die größeren Modelle einfließt, und ich deshalb stets mit einer Schneiderin an bereits bestehenden Teilen herumändere, bis sie meinen Wünschen entsprechen.

Ich wusste genau, auf was zu achten ist, wenn man Mode für große Größen entwirft:

1. Sie muss rundum betörend schön sein.
2. Das Material muss fließend wie eine liebliche und freilassende Umarmung sein, luftdurchlässig, im Sommer kühlend und im Winter wärmend.

3. Die Schnittführung soll den menschenfreundlichen Aspekt unter Berücksichtung sämtlicher optischer Möglichkeiten betonen, das heisst, mit liebevollem Schwung dem Körper formend eine wohnliche Behausung schaffen.

4. Farbsymphonische Zusammenstellung anstelle von Bestattungs-, Tarn- oder Plastikspielzeugfarben.

5. Die Ausarbeitung muss bis ins letzte Detail durchdacht sein.

Also eine Bekleidung, die uns mit jeder Sekunde des Tragens ein Gefühl von samtpfotigem Wohlgefühl vermittelt und zugleich optisch eine wahre Freude ist und – ganz wichtig – Mode, in der Frau denken kann.

Die ersten Modelle probierte ich dann gleich selbst aus. Noch nie fühlte ich mich derart wohl, noch nie hat sich mein Körper so gut behandelt gefühlt. Ich brachte einige Modelle in die Gruppe mit und allen, welche sie anprobierten, erging es ebenso. Endlich hatten wir nicht mehr das Gefühl, ausgegrenzt und in die Modeschrottabteilung verbannt zu sein, sondern dazuzugehören.

Auch in unseren Kleiderschränken war Ausmisten angesagt. Wir stellten fest, dass wir alle Berge von Dingen besaßen, die unseren Anforderungen keineswegs mehr entsprachen. Was aber damit tun? Da hing doch tatsächlich noch das mit vielen Rüschchen besetzte Cocktailkleid von einst, Grösse 36, das Regula als 18-Jährige zu ihrem ersten Ball getragen hatte, nun immer noch in der Hoffnung, von Grösse 48 irgendwann doch noch zurückzuschmelzen und wieder da hineinzupassen. Ebenso der schnittige Skianzug von einst, der nur noch bis zu den Knien passt. Jede von uns verbarg derartige «Hoffnungsträger» in der hintersten Schrankecke. Ebenso bei den Schuhen. Die Hochhackigen in diversen Farben für alle Fälle! Nie mehr getragen und wenn, nur mit einem Aspirin. Kein Wunder, stellten wir fest, wenn wir ständig umringt sind von stummen Mahnrufen, endlich wieder in die alte Form zurückzuschrumpfen, dass wir uns ständig um irgendeine verdammte Diät bemühen. Wir erneuern täglich unser Selbstbild, das auf «fehlerhaft» programmiert ist, und fühlen uns dabei entsprechend miserabel.

Das einzige, was in einem solchen Fall zu tun ist, heißt: Raus mit dem Zeug. Klar, alles, was nicht zum gegenwärtigen Zeitpunkt zu mir passt, will ich nicht mehr um mich haben; ich will nicht, dass mich ständig jene Kleider anstarren, die mich daran erinnern, wieder versagt zu haben, und die mich an den Blick der Verkäuferin – Grösse 34 – in der Boutique erinnern, mit dem sie mich wie eine Außerirdische anstarrte, wenn ich den Laden betrat.

Das Ausmisten war allerdings leichter gesagt als getan. Die Kleider klebten förmlich an uns, einigen fiel es wirklich sehr schwer, sich von bestimmten lang gehüteten «Kostbarkeiten» aus schlankeren Zeiten zu verabschieden. Es käme ihr vor wie der Verrat an ihrem persönlichen Grundsatz, Ziele nicht einfach aufzugeben, sondern daran zu glauben, meinte Mira. Es war uns, als ob es einen Zusammenhang gebe zwischen dem Anhaften der überflüssigen Kilos und dem Nicht-loslassen-Können von Dingen.

Wir entschlossen uns zu einer Zwischenlösung: Alles, was nicht passt, von dem wir uns aber noch nicht trennen wollen, fliegt nicht in den Kleidersack, sondern auf den Speicher und wird einfach aus unserem Blickfeld entfernt. Wenn wir die Sachen nach einem Jahr nicht schmerzlich vermissen, werden sie endgültig aus dem Haus geschafft.

Erst jetzt wurde uns bewusst, was wir alle ganz nebenbei, ohne es zu bemerken, an Kränkungen und Diskriminierungen durchgestanden hatten. Eigentlich wie ein Wunder, dass wir nicht irgendwann einfach mal in tiefe Depressionen versunken waren, sondern immer noch gute Miene zum absolut schlechten Spiel gemacht, dabei fleißig unsere Diäten eingehalten hatten und währenddessen immer dicker geworden waren.

Nun aber wussten wir genau: Mit diesem Wissen im Gepäck folgen wir einer neuen Spur und lassen uns nie mehr von unseren eigenen Überlegungen und Gefühlen abbringen.

12.

Zurück zum Ursprung

Nun hatten wir alle Hände voll zu tun. Obwohl es nicht einfach war, die Kleider- und Schuhschränke auszumisten und uns von unnötigen Dingen zu trennen, stellten wir gleichzeitig fest, wie angenehm und wohltuend es war, wenn einem nicht ständig diese viel zu kleinen und unbequemen Scheusale entgegenstarrten und die ganze Prozedur des «Was soll ich anziehen» noch verschlimmerten. Zudem machten wir auch eine herausragende Erfahrung mit der Reduktion der Auswahlmöglichkeiten. Es fühlt sich einfach verdammt gut an, beinahe blind in den Schrank zu greifen, einen von den drei dort hängenden Röcken herauszunehmen und zu wissen: Welchen ich auch wähle, er passt. Wir reduzierten und gewannen an Freiheit. Ebenso erging es uns mit den Schuhen. Wir benötigen nicht 30 Paare, von denen mindestens die Hälfte nur unter Schmerzen tragbar war, wir brauchen viel weniger und vor allem solche, die uns ein derartiges Wohlgefühl an den Füßen vermitteln, dass wir am liebsten darin tanzen würden.

Das Wassertrinken mussten wir wie eine neue Sportart lernen und einüben. Zwischendurch vergaßen wir es plötzlich wieder, aber durch den intensiven Kontakt und den Austausch über das Internet-Forum blieben wir am Ball und erinnerten uns gegenseitig daran.

Dafür zu sorgen, das Säure-Basen-Gleichgewicht zu halten, war ebenfalls ein schwieriges Unterfangen, und bei einigen stellte sich nach einiger Zeit geradezu ein Widerwillen ein, täglich mit Basenmitteln nachzuhelfen. Das führte dann auch dazu, dass wir begannen, uns über die Nahrungsmittel zu informieren, die bereits basisch sind. Dabei entdeckten wir, dass sogar Nahrung dabei war, die wir uns stets strikt verboten hatten, zum Beispiel Bananen. Einige von uns schwelgten richtig im Bananentaumel, hatten das Gefühl, endlich das zu essen, was sie sich wünschten, und gleichzeitig auch noch etwas für das Säure-Basen-Gleichgewicht zu tun – vor allem für Liebhaberinnen von Süßem eine besondere Wohltat. Wir schlenderten wie neugierige Kinder durch Marktstände und hielten Ausschau nach basischen Nahrungsmitteln. Dabei entdeckten wir die große Vielfalt von Obst und Gemüse.

Nina entdeckte ihre Vorliebe für Karotten und führt nun in ihrer Handtasche stets einige mit sich. Regula konnte von Äpfeln nicht genug bekommen, und da sie das Apfelessen etwas umständlich fand und es auch nicht kompatibel war mit ihren sorgfältig gepinselten und mit Konturenstift nachgezeichneten Lippen, füllte sie sich zu Hause jeweils ein Plastikgeschirr voll mit Apfelschnitzen. Als ich sie einmal zufällig in der Stadt traf und wir uns in eine Kneipe setzten, offerierte sie mir ein paar Schnitze wie kostbare Trüffelpralinés, die wir genüsslich zum

Kaffee aßen. Dabei fiel mir auf, wie gut das zusammenpasst, und ich habe dieses Ritual bereits in meine eigenen Gewohnheiten eingebaut. Auch ich entdeckte wieder meine alte Vorliebe für Kohlräbchen, die ich mir in meiner Jugend abgewöhnt hatte. Ich höre noch heute die mahnende Stimme meiner Mutter, der Mensch könne sich nicht ausschließlich von rohem Gemüse ernähren, sondern müsse vor allem auch Gekochtes essen. Jetzt wachte ich oft bereits um vier Uhr auf und hatte nur einen Wunsch: ein Kohlräbchen essen. Zuerst redete ich mir diesen Wunsch nach altem Muster aus, schließlich kann ich doch nicht morgens um vier Uhr ein Kohlräbchen essen. Als ich dann aber hörte, dass sich bei den anderen Frauen ähnliche völlig ungewöhnliche Gelüste abzeichneten, aß ich über längere Zeit frühmorgens um vier Uhr ein Kohlräbchen. Ina zum Beispiel aß jeden Abend eine große Schüssel voll Rote-Bete-Salat und berichtete, dass sie das Wonnegefühl gar nicht beschreiben könne; Christine erzählte, sie könne nicht genug von Naturjoghurt mit gepresstem Knoblauch essen. Bei den meisten veränderte sich das Essverhalten, und sie aßen mehr Obst und Gemüse. Gleichzeitig aber achteten sie darauf, dass sämtliche Wünsche, wie zum Beispiel nach einem Magnum-Eis, ebenfalls berücksichtigt wurden. Das Wichtigste dabei war, dass wir auf unsere Wünsche achteten, wie immer sie auch sein mochten, und wir nicht versuchten, sie uns auszureden. Allein die Befreiung von Verboten führte dazu, dass wir nicht in Fressanfällen landeten, sondern begannen, uns in einer Zone der Gelassenhei frei und ungezwungen zu bewegen.

Wir hatten für uns eine Formel aufgestellt, und die lautete: Ich darf alles essen, wonach es mich gelüstet. Und damit bekannten wir uns dazu, dass unser Organismus die Fähigkeit besitzt, für sich selbst das Richtige zu wählen, vorausgesetzt, wir pfuschen nicht mit irgendwelchen hirnrissigen Verboten hinein.

Bei einigen wirkte sich das veränderte Essverhalten sofort auf ihr Gewicht aus. Da wir uns aber nicht mehr auf die Waage stellten, konnte keine über den Gewichtsverlust frohlocken; wir sahen einfach nur, dass sich plötzlich ein – vielleicht auch bescheidener – Faltenwurf im T-Shirt bildete. Das Gewicht war inzwischen längst nicht mehr unser Thema. Wir wollten einfach zu uns selbst zurückfinden und so wieder in ein inneres Gleichgewicht kommen. Wir hatten erlebt, wie es sich anfühlt, wenn wir nicht ständig von einem Bedürfnis getrieben wurden, das wir nicht einmal genau benennen konnten und das wir ständig mit Essen befriedigten, sondern einfach auf uns achteten und unsere Bedürfnisse ernst nahmen.

Inzwischen war uns längst klar geworden, dass der Versuch, übermäßiges Essen mit psychischer Fehlsteuerung erklären zu wollen, in die Irre führt. Wie soll denn ein Körper funktionieren können, wenn er ständig kurz vor dem Durst- oder Übermüdungskollaps steht? Da ist es eigentlich verständlich, dass nach den erstbesten Nahrungsmitteln gegriffen wird, um den Flüssigkeitsmangel auszugleichen und sich wieder mit Energie zu versorgen.

Es war also vor allem Unwissen und nicht etwa ein psychischer Defekt, der uns übergewichtig werden ließ. Darüber hinaus war eine erschreckende Bereitschaft zu erkennen, die eigene Körperintelligenz zu negieren und fremden Diktaten zu folgen.

Nun, vielleicht, so überlegten wir, verhält es sich in Bezug auf die Nahrung ebenso? Vielleicht essen wir Dinge, die nur vorgeben, uns zu nähren? Ja, so paradox es klingen mag, vielleicht ist Übergewicht auch ein Zeichen von Unterernährung?

Da wir uns alle bereits ausführlich mit Ernährung befasst hatten, war uns klar, dass die vielen unterschiedlichen Theorien, die uns auch nicht weiter gebracht hatten, kein Diskussionsthema waren. Niemand von uns war bereit, sich nochmals mit den verschiedenen Ernährungstheorien, die sich zudem alle auch noch widersprachen, auseinanderzusetzen. Also keine Fettreduktionsdebatte, kein Kalorienzählen, kein Gute-Punkte-schlechte-Punkte-System, kein Ampeltrip für die Dümmeren, kein Trennen von Eiweiß und Kalorien, keine glykämischen Index-Spielchen und dergleichen. Einfach Schluss damit.

Zudem hafteten allen Theorien noch irgendwelche Produkte im Hintergrund an – ganz hoch im Kurs zum Beispiel die Nahrungsergänzungsmittel. Wir fragten uns, ob vielleicht auch bezüglich der Nahrung ein ähnlicher Mechanismus vorhanden sein könne wie bei den Getränken. Das Wissen, dass der Mensch zwei bis drei Liter Wasser pro Tag trinken sollte, hat sich nicht durchgesetzt, schließlich ist damit kein wirtschaftlicher Profit verbunden, das dürfte der Grund dafür sein. Niemand verdient daran. Denn Wasser ist einfach ein Element auf dieser Erde, das – jedenfalls in Europa – ausreichend vorhanden und für alle zugänglich ist.

Und genau so etwas wollten wir zum Thema Ernährung finden, etwas, das nicht mit irgendwelchen Produkten verkuppelt ist und hinter dem keine Verkaufssysteme stecken.

Die Urnahrung für den Menschen ist zweifellos Gemüse, Obst und Getreide. Da wir bereits unsere Erfahrungen mit Obst und Gemüse gemacht hatten und noch immer voll Entdeckungseifer experimentierten, befassten wir uns mit Getreide. Wir wollten es genau wissen und waren überrascht, was wir da vorfanden: Ein Weizen-, Roggen-, Dinkelkorn ist in sich ein vollständig ausgewogenes Nahrungsmittel. Es besteht aus Getreidekeim, Randschicht und der Aleuronschicht; darin enthalten sind Eiweiße, Fette, Mineralstoffe, Vitamine, vor allem der Vitamin-B-Komplex, sowie Faserstoffe, während im Mehlkern Kohlehydrate in Form von Stärkekörnern zusammen mit Eiweißpartikeln gespeichert sind. In der heutigen Verarbeitung wird alles, was in den Randschichten enthalten ist und essenziell für den menschlichen Organismus ist, entfernt. Übrig bleibt der Mehlkern. Und der Mehlkern hat außer Kohlehydraten nichts zu bieten. Und mit dieser Erkenntnis war uns klar, was eigentlich geschehen ist. Wir ernähren uns täglich von Nahrungsmitteln, die eigentlich diesen Namen nicht verdienen. Und jetzt ist es auch sehr einleuchtend, weshalb es Menschen gibt, die immer mehr essen und einfach davon nicht satt werden können. Eigentlich doch eine erstaunlich gesunde Reaktion!

Und nun kommt noch etwas dazu. Die von Mineralstoffen und Vitaminen entleerte Nahrung, die überdies noch vielfach mechanisch und chemisch präpariert und mit künstlichen Geschmacksverstärkern verpampt, vermanscht und schließlich ausgeplündert in unserem Mund landet, verdirbt in ihrer hoch gezüchteten Künstlichkeit jedes natürliche Geschmacksempfinden. Kein Wunder, dass wir ein suchtähnliches Verhalten nach bestimmten Nahrungsmitteln entwickeln, dass wir nicht mehr aufhören können, immer mehr wollen und nie satt davon werden. Ein gutes Beispiel dafür sind Kartoffelchips. Keine Chips zu essen ist leicht. Drei zu essen und dann aufzuhören ist ziemlich schwierig.

Wir waren schockiert. Und jetzt wurde uns auch klar, dass Übergewicht vor allem auch ein Zeichen von Unterernährung ist.

Wo aber bekommen wir Nahrungsmittel, die uns wirklich nähren? Nahrungsmittel, die alles noch von ihrem ursprünglichen Zustand bewahrt haben? Die Antwort war nicht schwer. Wir wollten Getreide in seinem Urzustand essen, und das hieß, wir kauften uns eine Getreidemühle, mahlten die Körner und mischten dazu Früchte. Und damit landeten wir beim altbekannten Müsli. Unsere Überlegungen fanden wir auch bei anderen Theorien über Ernährung bestätigt: Je mehr Frischkost, um so besser. Übergewichtige verlieren dabei Gewicht, weil sie endlich mal richtig genährt werden. So einfach ist das.

Wir achteten zunehmend darauf, wann immer möglich, Nahrungsmittel zu essen, die unter dem Begriff Vollwert zusammengefasst sind. Das heißt, wir kaufen wenn möglich Vollkornprodukte, selbstverständlich ohne dabei einen Fanatismus zu entwickeln. Wir machten folgende Rechnung: Wenn wir versuchen, unsere Nahrung mit denaturierten Nahrungsmitteln zu mischen, ist es besser als wenn wir ausschließlich denaturierte Produkte essen. Und wenn eine Vollwerternährung tatsächlich besser nährt, müssten wir das ja dann auch bemerken und aus einem natürlichen Verlangen heraus vermehrt Lust darauf haben.

Und dabei konnten wir tatsächlich eine schleichende Veränderung unserer Essgewohnheiten feststellen. Bei einigen verlief die Umstellung ziemlich rasch, bei anderen dauerte es länger. Da aber unser oberstes Ziel war, zu lernen auf unsere Bedürfnisse zu achten, stand unsere Wahrnehmung stets im Mittelpunkt. Je mehr wir uns mit Vollwertkost ernährten, um so differenzierter reagierte unser Geschmacks- und Genussempfinden. Darüber hinaus bekamen die ganz einfachen, unveränderten Nahrungsmittel einen hohen Stellenwert. So konnte es durchaus geschehen, dass jemand ein besonders köstliches Vollkornbrot in die Gruppe mitbrachte, welches wir mit fantastischer Biobutter bestrichen und das Gefühl hatten, selten so was Gutes gegessen zu haben.

Bei einigen Frauen kam es zu Unstimmigkeiten in der Familie: «Was, nun sollen wir diese braunen Spaghetti essen und nicht mehr die herrlich weißen?», hieß es. Daraufhin waren diese Frauen sofort bereit, für sich separat zu kochen, und wären damit wieder in ein gesondertes Essprogramm gerutscht. Wir vereinbarten daher, zukünftig folgende Haltung zu vertreten: Wer mit dem, was ich koche, nicht zufrieden ist, soll sich selbst was zubereiten.

Erstaunlich war aber doch, dass einige Frauen so rasch wieder bereit waren, sich in den Dienst anderer stellen zu lassen, zusätzliche Arbeit auf sich zu nehmen und sich dabei selbst zu vergessen. Die Gefahr, dass die eigenen Anliegen wieder auf der Strecke blieben, war damit groß.

Und mit diesem Wissen ausgerüstet, fühlten wir uns immer sicherer, Gefahren rechtzeitig zu erkennen und entsprechende Maßnahmen zu treffen.

Trotzdem galt es, noch eine Nuss zu knacken. Einige von uns berichteten immer wieder von Süßigkeitsattacken. Fiona erzählte: «Mir geht es über Tage hinweg ausgezeichnet. Ich esse, worauf ich Lust habe, gebe Bedürfnissen nach, die vielleicht nicht ganz nachvollziehbar sind – kürzlich habe ich zwei Tage hintereinander nur Kartoffeln mit Butter und Kümmel gegessen –, dazwischen esse ich mit großem Appetit ein Vollkornmüsli, dies inzwischen beinahe täglich, und trinke zwei bis drei Liter Wasser. Dann bekam ich Pralinen geschenkt, herrliche Trüffel, mir lief schon beim Anblick das Wasser im Munde zusammen, und ich dachte, eine kann ja nicht schaden. Es schmeckte so verdammt gut, dass ich gleich nochmal drei aß. Gut, dachte ich. Ist in Ordnung. Ich packte die Schachtel weg und ging wieder an meine Arbeit. Aber bereits nach 20 Minuten wollte ich die nächste Praline und so weiter. Zum Schluss, als ich alle aufgegessen hatte, setzte ich mich ins Auto und kaufte nochmals in der Confiserie welche, ach, dachte ich, jetzt kommt es auch nicht mehr darauf an. Darauf folgten fünf süße Tage. Ich kannte mich nicht mehr.» Einige nickten, Fionas Geschichte kam ihnen wohl bekannt vor.

Wir beschlossen, uns während der nächsten Sitzung ausschließlich mit dem Thema Süßigkeiten zu befassen, und vor allem darüber nachzudenken, welche Möglichkeiten es gab, erst gar nicht in diese Falle hineinzutappen – ohne gleich wieder mit hirnrissigen Verboten aufzuwarten.

13.

Spuren im Schnee

Das Thema Süßigkeiten stieß auch bei mir persönlich auf großes Interesse. Ich beobachtete ebenfalls eine oft kaum mit dem Willen zu steuernde Gier nach Süßigkeiten. Gut, wenn man weiß, dass das Hirn vor allem in Form von Stärke genährt sein will, ist es einleuchtend, dass ihm mit Süßigkeiten bei anstrengender Denkarbeit ein rascher Energieschub zu verschaffen ist. Genau so verhält es sich bei Langeweile, bei Lustlosigkeit, bei Mattigkeit – durch die Zufuhr von Zucker werden die Lebensgeister schnell geweckt. Wie wir alle erfahren haben, hält aber das Hoch nicht lange an, das heißt, es muss rasch nachgelegt werden. Und wer einmal auf dem Zuckertrip eingespurt ist, kann dann ebenfalls die unangenehme Erfahrung machen, immer mehr in sich hineinbuttern zu müssen, bis zur totalen Ermüdung, weil der Organismus mit dieser Zuckerflut nicht mehr klar kommt.

Dass Zucker krank macht ist ja nicht neu. Wir wissen es sehr genau. Wer ungehemmt Süßigkeiten zu sich nimmt, befindet sich auf direktem Weg zu Krankheiten wie Diabetes, Karies und Verdauungsproblemen. Nur hilft uns dieses Wissen leider nicht weiter. Wenn wir einmal in der Süßigkeitsschlaufe stecken, sitzen wir fest.

Ich habe über Jahre ein Tagebuch geführt, in welchem ich vor allem meine seelische Befindlichkeit in Bezug auf den Genuss von Süßigkeiten festgehalten habe. Dabei habe ich die interessante Feststellung gemacht, dass Süßes eine direkte Auswirkung auf meine Willenskraft hatte, je mehr Zucker ich aß, um so willenloser wurde ich, gelegentlich bis hin zur völligen dumpfen Trägheit. Es fühlte sich an, als hätte ich durch den Zucker die Fähigkeit verloren, selbst über mich und mein Leben zu entscheiden. Ich notierte damals, ich hätte den Eindruck, dass fremde Einflüsse in mir nisteten und über mich bestimmten. Die Tatsache, dass ich trotz der direkten persönlichen Betroffenheit noch immer eine Beobachtungsinstanz eingeschaltet hatte, rettete mich wohl davor, mich diesen Einflüssen einfach hinzugeben. Zudem verfügte ich ja über ein Disziplinkapital, das ich mir über Jahrzehnte in der Befolgung von Diäten antrainiert hatte. Und so ist es mir immer wieder gelungen, mich wenigstens für länger andauernde Zeiträume aus den Fängen von Zuckerabhängigkeit zu befreien.

Auch andere Frauen berichteten Ähnliches: Die Gier nach Zucker fühlt sich wie eine Sucht an, der auch mit Willensanstrengung kaum beizukommen ist. Schließlich einigten wir uns auf die Formel: Zucker ist eine Droge. Dass die Ausweichmanöver über Zuckerersatzstoffe nicht funktionierten, konnten alle bestätigen. Im Gegenteil, das Verlangen nach Süßem wird aufrechterhalten. Die

Zuckerindustrie ist selbstverständlich daran interessiert, dass möglichst viele Menschen ohne Zucker nicht leben können. Das ist ja auch das Prinzip der Drogendealer, möglichst viele Abhängige zu rekrutieren, die den regelmäßigen Absatz garantieren und somit den Gewinn sichern. Auch die Vielfalt der synthetischen Süßstoffe ist beeindruckend und scheint ein nicht zu unterschätzender Wirtschaftsfaktor zu sein: Saccharin (bereits entdeckt 1878), Caclamat (1937), Apspartam (1965), Acesulfam-K (1970), hinzu kommen Thaumatin, Steviosid, Glycyrrhizin, Neohesperidin, Miraculin, Monelin, Xylit, Sorbit, Mannit, Palatinit.

Für einige Frauen war es wichtig, mehr über die faktische Wirkung von Zucker zu erfahren, und sie begannen, sich damit auseinanderzusetzen. Andere vertraten die Ansicht, die verheerenden, direkt zu beobachtenden Auswirkungen genügten ihnen, um zu wissen, Zucker macht krank, süchtig und schließlich abhängig. Und allen war klar: Von dieser Abhängigkeit wollen wir uns endgültig befreien.

Unsere eigenen Beobachtungen wurden noch durch eine weitere Dimension ergänzt. Der Philosoph Omraam Mikkhael Aivanhov spricht in seinem Buch «Joga der Ernährung» von hochinteressanten Zusammenhängen. Er geht davon aus, dass wir ständig von unsichtbaren Wesenheiten umgeben sind, die uns beeinflussen. Ich habe mit dieser Vorstellung überhaupt keine Mühe. Schließlich sind wir stetig mit irgendwelchen gedanklichen Aktivitäten beschäftigt, ob wir sie uns als abstraktes Thema oder in der Gestalt einer Person vorstellen, spielt ja keine Rolle. Die Gedanken sind da, die Themen ebenfalls und ebenso die Träger von bestimmten Inhalten in der Gestalt von Personen. Aivanhov beschreibt, dass sich vor allem parasitäre Wesenheiten von Süßigkeiten nähren und sich deshalb an die Fersen von Menschen heften, die viel Zucker essen.

Die Zuckersucht wird also einerseits durch chemische Körperreaktionen hervorgerufen, andererseits aber auf der geistigen Ebene durch eine Art von Fremdbestimmung aufrechterhalten. Die Frauen in unserer Gruppe, die vor allem mit Süßigkeiten zu schaffen hatten, konnten diese Erklärung sofort in ihren Erfahrungshintergrund einordnen, und auch für mich war es absolut einleuchtend. Denn oft hatte ich das Gefühl – vor allem, wenn ich Süßigkeiten aß –, dass ich persönlich eigentlich nichts davon hatte, sondern einfach immer mehr davon essen musste. Klar, ich aß Zucker, und mit der Theorie von Aivanhov gedacht, nährten sich die gedanklichen Parasiten davon, während ich keinerlei Genuss verspürte und nichts davon hatte als dabei immer dicker und dicker zu werden.

Und eigentlich müssten wir sagen: «Meine Damen und Herren, das Fest ist vorbei, ich bin nicht mehr bereit, mich für euch als Fresstrog zur Verfügung zu stellen.»

Auch das war leichter gesagt als getan. Zudem war niemand von uns bereit, sich einem Sofortentzug zu unterziehen. Wir hatten bereits alle ausreichend Erfahrung darin gemacht, dass die Methode des freundschaftlichen Umgangs mit sich selbst sehr viel erfolgversprechender war. Das bedeutete also einfach, wir wollten lernen, unser Bedürfnis nach Süßem zwar ernst zu nehmen, ohne dabei aber nach Zucker oder Zuckerersatz zu greifen. Wir gingen wieder auf Entdeckungsreise und brachten unsere Eroberungen in die nächste Sitzung mit, und wir staunten über die Köstlichkeiten. Da waren Feigen, Datteln, gedörrte Bananen, Apfelschnitze, Weinbeeren, Kokossplitter, Carobschokolade und vieles mehr. Von diesem Tag an führte jede von uns, die mit Süßigkeiten Probleme hatte, in ihrer Handtasche einen kleinen Süßigkeitstresor mit, um bei entsprechendem Verlangen sofort darauf zu reagieren. Selbstverständlich kamen die anderen Süßigkeiten auch nicht auf eine von uns verpönte Verbotsliste. Wenn es uns zwischendurch gelüstete, aßen wir das, was wir wollten. Aber durch unsere Strategie wurde der sonst übliche hohe Verzehr von Zucker eingeschränkt. Bei den einen mehr, bei anderen weniger. Die erhöhte Achtsamkeit aber, die wir unseren eigenen Bedürfnissen entgegenbrachten, führte dazu, dass wir grundsätzlich besser für uns sorgten und einen liebevolleren und sorgsameren Umgang mit uns selbst lernten. Die meisten von uns hatten bereits eine Phase hinter sich – oder steckten noch mitten drin –, in der die Rolle als Hausfrau und Mutter sie ständig in Atem hielt, sie auf die Bedürfnisse der Kinder und in der Regel auch noch auf diejenigen des Partners achten mußten und möglichst dafür zu sorgen hatten, dass die Wünsche anderer Befriedigung fanden. Es war für einige nicht einfach, die eigenen Bedürfnisse und Wünsche als gleichberechtigt mit denjenigen anderer zu behandeln.

Als eine interessierte Frau, die nicht in unserer Gruppe mitmachte, davon erfuhr, dass wir Datteln und gedörrte Bananen aßen, traf sie fast der Schlag. «Wie könnt ihr nur!» rief sie entsetzt. «Das wird euch weitere Pfunde auf die Hüften zaubern.» Wir hatten für diesen Einwurf nur ein müdes Lächeln übrig, und uns wurde klar, dass wir uns von dieser Denkart bereits verabschiedet hatten. Wir wollten von der Droge Farbrikzucker loskommen, zurück zu uns selbst, mehr nicht. Aber auch nicht weniger.

Für einige war der Austausch zum Thema Sexualität ein wichtiges Anliegen. Übergewichtigen Frauen, die vor allem Süßem den Vorzug geben, wird ja nachgesagt, dass sie ihr unbefriedigtes sexuelles Bedürfnis auf das Essen von Süßem verlagern. Wir sprachen uns in aller Offenheit darüber aus. Hier die Ergebnisse von 22 Frauen: Drei leben eine sehr gute Sexualität, für fünf ist sie gut, für sieben befriedigend, für zwei unbefriedigend, fünf haben derzeit keine sexuellen Aktivitäten.

Ich machte die Gegenprobe mit anderen Frauengruppen von Normalgewichtigen: fünf Prozent sehr gute Sexualität, 20 Prozent gut, 25 Prozent befriedigend, 20 Prozent unbefriedigend, zehn Prozent keine Sexualität.

Diese Ergebnisse müssen nicht weiter kommentiert werden. Sie legen die Vermutung nahe, dass Frauen, ob normal oder übergewichtig, gleichermaßen sowohl sexuell befriedigende wie unbefriedigende Erfahrungen machen. Eines scheint aber doch auch deutlich geworden zu sein: Es gibt offenbar ausreichend Männer, die mit übergewichtigen Frauen keinerlei Probleme haben. Männer, die selbst Probleme mit ihrem Gewicht haben, scheinen damit größere Schwierigkeiten zu haben, was nicht überrascht, schließlich ist auch bei Männern der Kampf gegen das Übergewicht angesagt. Und wenn sich schon beim Herrn etwas Fett angesammelt hat, sollte wenigstens die Dame gertenschlank sein. So einfach ist das.

14.

Es tagt

Die bisher gewonnen Erkenntnisse eröffneten uns völlig neue Perspektiven, und wir begannen, unsere Essprobleme mit anderen Augen zu sehen.

Eines stand definitiv fest: Wir waren nicht deshalb in ein Essproblem hineingeraten, weil wir irgendwie falsch gewickelt, besonders neurotisch, gestört wären oder einen schwerwiegenden psychischen Schaden aufzuweisen hätten, sondern weil wir uns von unserer eigenen Körperintelligenz verabschiedet hatten und uns nach einer falschen Landkarte orientierten. Wir hatten dummerweise versucht, mit Hilfe eines fremden Guide die Traumfigur zu erreichen, und zwar alle zu einem Zeitpunkt, als wir noch rank und schlank waren. Wir waren völlig irrigen Ansichten aufgesessen und wunderten uns darüber, dass wir nie ans Ziel gelangt waren; darüber hinaus hatten wir uns verflucht, uns gezüchtigt und uns mit den schlimmsten inneren Beschimpfungen und Hasstiraden verunglimpft.

Wenn eine ganze Frauengruppe ähnliche Erfahrungen macht, dann lohnt es sich, darüber nachzudenken, was dahinter steckt.

Weshalb hängen wir alle einem Idealbild nach, das es nicht mehr gibt und wahrscheinlich so auch noch nie gegeben hat? Auch trennen uns mindestens ein bis zwei, wenn nicht sogar mehrere Jahrzehnte von unserem einst schlanken Körper.

Weshalb ist es überhaupt möglich, dem Wunsch nach einem schlanken Körper so lange beinahe wie betäubt zu folgen?

Weshalb befällt uns Trauer, wenn wir uns im Spiegel sehen, und weshalb sträuben wir uns, fotografiert zu werden?

Weshalb sagen wir uns nicht einfach: Schwamm drüber. Es war einmal. Schließlich hat alles seine Zeit. Nun bin ich eben bei Größe 46, 50, 54 angekommen, was soll's?

Weshalb quälen sich ganze Heerscharen von Frauen mit Diäten, legen sich unters Messer oder spannen sich in Fitnessgeräte, schrecken vor keiner noch so schmerzhaften Bewegung zurück und sind sogar bereit, diese 500 Mal freiwillig zu wiederholen?

Fitnessstudios boomen. Die Bodybuildingcamps haben Hochkonjunktur. Jogging, Nordic Walking und weitere Laufprogramme gehören in jedes anständige Volkshochschulprogramm. Warum wollen alle einen perfekten Körper? Der perfekte Körper als Zenith! Auch wenn ihn einige aus ihrer Sicht vielleicht erreichen, für die Betrachter sind die optischen Resultate eher abschreckend und bei weitem kein krönendes Beispiel eines in sich erblühten Menschen.

Kann es sein, dass sich Menschen einfach nach einer

tief in ihnen angelegten Erinnerung, an ein Urbild, das in ihren Zellen einprogrammiert ist, ausrichten? Ist das vielleicht die Antwort, weshalb wir nicht aufgeben, uns nach dem schlanken Körper, der Vollkommenheit vorgibt, zu sehnen? Ist die Trauer, die wir empfinden, wenn wir alte Fotos von uns sehen, die Reaktion auf den Verlust des im Nachhinein als vollkommen bewerteten Körpers?

In Deutschland hat sich im Jahr 2000 eine interessante Veränderung gezeigt: Die Zahl der Besucher des katholischen Sonntagsgottesdienstes von 4,42 Millionen wurde von der Zahl der Fitnessstudiomitglieder von 4,59 Millionen übertroffen. Die Tendenz der Kirchenaustritte und der Anzahl der Neumitglieder in Fitnessstudios steigt gleichermaßen.

Der Zusammenhang drängt sich geradezu auf: Menschen suchen offensichtlich einen Ort, wo sie sich Orientierung für ihre innere Entwicklung versprechen. So kann der Wunsch nach einem makellosen Körper auch verstanden werden als Ausdruck einer tiefen Sehnsucht nach Läuterung, Reinheit und Vollkommenheit. Wenn nun aber die Kirche nicht mehr in der Lage ist, diese Funktion zu übernehmen, Menschen in ihrem innersten Anliegen zu begleiten, löst sich der Wunsch nicht etwa in Luft auf und verschwindet, sondern verlagert sich und wird im Unbewussten abgespeichert.

Der Drang nach einem und das Bemühen um einen vollkommenen Körper drückt grundsätzlich eine tiefe menschliche Sehnsucht nach Entwicklung aus. Und da viele ihre innere Wirklichkeit nicht wahrnehmen und dementsprechend auch die Möglichkeit einer inneren Entwicklung nicht kennen, projizieren sie alles auf die äußere Erscheinung und somit auf das Körperliche.

Nun werden wir aber während der verschiedenen Lebensphasen, die wir durchlaufen, durch ganz unterschiedliche Landschaften geführt. Wir sind einem steten Prozess der Veränderung ausgesetzt und müssen uns in neuen Lebenssituationen zurechtfinden. Die wahrscheinlich größte und schwierigste Herausforderung, die wir zu bewältigen haben, ist der Veränderungsprozess, der durch das Älterwerden abverlangt wird. Mit dem 40. Jahr überschreiten wir den Zenith, wir sind gewissermaßen auf dem Gipfel angelangt, und weil wir ja unser Leben nicht auf dem Bergesgipfel verbringen können, ist der Abstieg angesagt. Für uns Frauen wird durch das Eintreten in die Wechseljahre zusätzlich eine klare Zäsur gesetzt, die da heißt: Die körperliche Fruchtbarkeit ist zu Ende. Jeder Versuch, gegen die Gesetzmäßigkeit der Vergänglichkeit anzukämpfen, muss scheitern, und das ist gut so, denn es zwingt uns, innezuhalten und uns selbst Fragen zu stellen. Meist stellen wir Fragen, was wir denn vom Leben wollen. Viele stellen sich vor, das Leben sei nichts weiter als eine lustige Spielwiese, wo wir uns einfach mit vergnüglichen Spielchen die Zeit vertreiben. Nach der Lebensmitte will uns das nicht mehr richtig gelingen. Denn spätestens da drängt sich die Frage auf, was will denn eigentlich das Leben von mir?

Und gerade bei dieser Frage könnte uns die Veränderung, die wir mit dem Älterwerden machen, eine Antwort geben, die uns weiterhelfen kann. Der Blick in den

Spiegel offenbart uns nicht selten eine zunächst unangenehme Diskrepanz. Wir stellen fest, dass das, was wir innerlich fühlen, nicht mit dem identisch ist, was wir äußerlich sehen. Innerlich fühlt es sich bei den meisten unverändert frühlingshaft und schneeflockenleicht und durch und durch jugendlich an. Äußerlich hingegen sehen wir das Bild eines Menschen, der sich verändert, der älter geworden ist. Ist das nun eine gemeine Schikane der Natur? Oder will uns diese Illustration auf etwas aufmerksam machen, was uns vielleicht im Trubel der ersten Lebenshälfte entgangen ist? Die Lektion besteht darin, zur Kenntnis zu nehmen, dass es sowohl eine äußere als auch eine innere Realität gibt. Die äußere, materialistische Perspektive ist der Vergänglichkeit unterworfen, während die innere Welt von äußeren Faktoren unangetastet bleibt und also unvergänglich ist. Nun gilt es, eine Entscheidung zu treffen. In welche Aktie investiere ich zukünftig? In das Vergängliche oder in das Ewige?

Und mit diesen Überlegungen kamen wir in der Gruppe bei einem Thema an, das wir bislang noch nicht besprochen hatten und das doch eigentlich die zentralste Stelle betrifft: die Seele.

Für einige Frauen bedeutete das ein ziemliches Ärgernis. «Da mach ich nicht mit, ich bleib auf dem Boden der Realität», fauchte Christa, und Regula spöttelte: «Aha, jetzt geht es also doch noch in die Schummel-Esoterik.»

Nach längeren, hitzigen Debatten einigten wir uns darauf, zwar den Begriff «Seele» zu verwenden, ihn aber eher im Sinne von «das, was ich innerlich fühle» zu definieren.

Aber für einige war es ganz wichtig, diesen Aspekt ebenfalls mit in unsere Gespräche einzubeziehen, denn wir vermuteten, wenn wir uns schon körperlich nicht richtig nährten, übergingen wir wahrscheinlich auch im seelischen Bereich unsere Bedürfnisse.

Bei Kindern ist zu beobachten, wie sie Märchenbilder förmlich in sich aufsaugen, Bilderbücher können x-mal angeschaut werden, ohne an Faszination zu verlieren. Das Auge kann sich oft nicht satt sehen und will immer wieder von bestimmten Bildern kosten. Bilder sind wie Nahrungsmittel für die Seele, sie nähren und sättigen, also einigten wir uns darauf, dass sich die Seele von Bildern nährt. Das bedeutet, dass die Seele gleichermaßen genährt werden will, und zwar mit Vollwertkost und nicht mit Büchsenfraß.

Und so besteht eine interessante Analogie zwischen der körperlichen und der seelischen Ernährung. In beiden Bereichen können wir uns entweder von Vollwertigem nähren oder von Verpanschtem, Denaturiertem. Je weiter wir uns von der Vollwertkost entfernen, um so größer ist die Gefahr, dass sich suchtartige Tendenzen zeigen: Man wird einfach nicht satt, und sucht immer weiter. Die meisten Fernsehprogramme sind mit Büchsenfraß zu vergleichen, machen nicht satt und hinterher sind sie oft beinahe unverdaubar. Und wir verhalten uns wie beim Kartoffelchipsessen: Wir können nicht mehr aufhören. Wir zappen in den Programmen herum, ja wir kleben förmlich an der Mattscheibe, als ob wir es nicht glauben können, was wir zu sehen bekommen, und vor allem wird unsere Seele davon nicht satt.

Wir machten uns also auf Entdeckungsreise nach seelischer Vollwertkost. Und da offenbarte sich der gesamte Sinnesbereich in seiner unglaublich vielfältigen Faszination.

Einige Frauen organisierten Museumsbesuche für uns, für einige ein völlig neues Erlebnis, andere erbauten sich an der Schönheit der Natur, Fiona erzählte uns begeistert: «Ich habe übers Wochenende eine ganze Wiese mit mindestens 20 verschiedenen Grüns in mich hineingetrunken.» Wieder andere entdeckten die Möglichkeit, sich mit akustischer Vollwertkost zu nähren. Eva stellte fest: «Ich konsumierte einfach, was sich so um mich herum abspielte, und hörte nie mehr die Musik, die für mich besonders schön ist und mir das Gefühl gibt, der Himmel öffnet sich.» Mira erzählte, wie sie zu einer alten Gewohnheit zurückfand: «Stricken ist für mich ein derart wohliges Gefühl in meinen Händen, dass es sich anfühlt, wie wenn meine Seele gestreichelt wird. Als Kind habe ich oft gestrickt, und es tat mir einfach verdammt wohl. Später fand ich es dann etwas spießig und habe es bleiben lassen. Aber jetzt stricke ich überall, ob in der Bahn oder in einem Wartezimmer.»

Susanna stellte einen Zusammenhang zwischen seelischer Befindlichkeit und olfaktorischem Einfluss her. Sie begann damit, für sie besonders aufregenden Gerüchen nachzuschnuppern, und machte eine interessante Feststellung. Sie hatte eine große Vorliebe für Vanilleeis entwickelt. Als sie aber ein Vanilleparfum mitsamt Duschgel und Bodylotion entdeckte, stillte sie ihr Vanille-Bedürfnis über den Geruch. Selbstverständlich aß sie immer wieder ein Eis. Und ganz nebenbei wurden es weniger.

Sich ernsthaft um die seelische Vollwertkost zu kümmern, bestärkte uns in der bereits eingeschlagenen Richtung des freundschaftlichen und wohlwollenden Umgangs mit sich selbst.

Als wir die Gruppe nach einem Jahr intensiver Auseinandersetzung auflösten, konnten alle von sich sagen, sich selbst nähergekommen zu sein. Wir hatten gelernt, wertschätzender mit uns selbst umzugehen und auf unsere Körperintelligenz zu hören. Und es war keine mehr unter uns, die sich nach einer anderen Kleidergröße sehnte als die, die sie hatte. Wir stellten eine grundsätzliche Zufriedenheit fest, eine Bejahung unseres Daseins und eine große Bereitschaft, die Herausforderungen, die das Leben an uns stellt, zu bewältigen.

Alles in allem: Es fühlte sich verdammt gut an, mit sich einverstanden zu sein. Mascha Kaléko beschreibt diesen Zustand trefflich in ihrem Gedicht:

Sozusagen grundlos vergnügt

In mir ist alles aufgeräumt und heiter:
Die Diele blitzt. Das Feuer ist geschürt.
An solchem Tag erklettert man die Leiter,
die von der Erde in den Himmel führt.
Da kann der Mensch, wie es ihm vorgeschrieben,
– weil er sich selber liebt – den Nächsten lieben.

138

Bei einigen von uns stellte sich auch ein tiefes Gefühl von Dankbarkeit ein, dass sie auf dem Umweg Übergewicht schließlich bei sich selbst angekommen sind.

Aus dem Verlagsprogramm

Julia Onken bei C. H. Beck

Altweibersommer
Ein Bericht über die Zeit nach den Wechseljahren
2., unveränderte Auflage. 2005. 184 Seiten. Paperback
Beck'sche Reihe Band 1468

Eigentlich ist alles schief gelaufen
Mein Weg zum Glück
2. Auflage. 2005. 172 Seiten. Paperback
Beck'sche Reihe Band 1601

Feuerzeichenfrau
Ein Bericht über die Wechseljahre
294.–314. Tausend. 2006. 207 Seiten. Paperback
Beck'sche Reihe Band 352

Geliehenes Glück
Ein Bericht aus dem Liebesalltag
152. Tausend. 2003. 222 Seiten. Paperback
Beck'sche Reihe Band 455

Verlag C. H. Beck

Julia Onken bei C. H. Beck

Der Tag der weißen Chrysanthemen
Ein Bericht über Liebe und Eifersucht
2007. 141 Seiten. Paperback
Beck'sche Reihe Band 1740

Vatermänner
Ein Bericht über die Vater-Tochter-Beziehung
und ihren Einfluß auf die Partnerschaft
151.–163. Tausend. 2006. 205 Seiten. Paperback
Beck'sche Reihe Band 1037

Wenn du mich wirklich liebst
Die häufigsten Beziehungsfallen und
wie wir sie vermeiden
50. Tausend. 2001. 212 Seiten. Paperback
Beck'sche Reihe Band 1415

Julia Onken/Maya Onken
Hilfe, ich bin eine emanzipierte Mutter
Ein Streitgespräch zwischen Mutter und Tochter
2006. 236 Seiten. Paperback
Beck'sche Reihe Band 1710

Verlag C. H. Beck

Frau und Gesellschaft

Claudia Quaiser-Pohl/Barbara Reichle
Kinder, Küche, Konferenzen
oder Die Kunst des Jonglierens
2007. 219 Seiten. Gebunden
Beck'sche Reihe Band 1686

Elisabeth Beck-Gernsheim
Die Kinderfrage heute
Über Frauenleben, Kinderwunsch und
Geburtenrückgang
2006. 175 Seiten. Paperback
Beck'sche Reihe Band 1751

Rotraud A. Perner
Die Tao-Frau
Der weibliche Weg zur Karriere
2. Auflage. 1998. 240 Seiten. Paperback
Beck'sche Reihe Band 1221

Cathrin Kahlweit
Jahrhundertfrauen
Ikonen – Idole – Mythen
2. Auflage. 2001. 331 Seiten. Paperback
Beck'sche Reihe Band 1301

Anna Eunika Röhrig
Klug, schön und gefährlich
Die 100 berühmtesten Frauen der Weltgeschichte
2. Auflage. 2007. 125 Seiten mit 50 Abbildungen. Paperback
Beck'sche Reihe Band 1764

Verlag C. H. Beck